AQUARIUS

AQUARIUS

AQUARIUS

AQUARIUS

Vision

一些人物，
一些視野，
一些觀點，
與一個全新的遠景！

孤獨的勇者

亞斯精神科醫師所寫的「亞斯全解析」

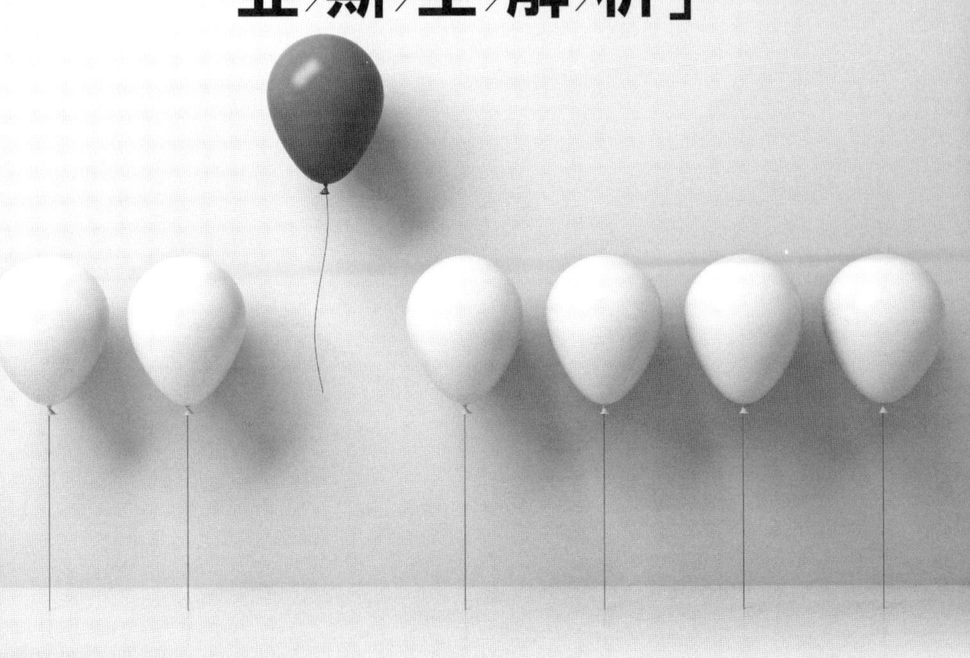

馬大元（精神科醫師）◎著

【推薦序】

你想活出怎樣的人生？

文◎陳豐偉（精神科醫師）

要寫這篇推薦序時，正好宮崎駿的最後一部電影《蒼鷺與少年》（中文片名）在日本熱映。電影所改編的原著書名《你想活出怎樣的人生？》正好可以拿來當作文章標題。

對亞斯人、亞斯人的伴侶、亞斯人的家長來說，「你想活出怎樣的人生」，是應該放在最前端，想清楚後再做後續安排的事。

我有些女亞斯病人就清楚表明，可以結婚，但絕對不生小孩。

也有女亞斯朋友，在先生與家人的支持下，決定生小孩，然後讀遍可以蒐集的書，預先在心裡演練怎麼當好亞斯媽媽。

有亞斯青年覺得當業務才能賺錢，除了努力練習說話的技術，還定期到精神科看診、服藥，降低自己的焦慮與過度敏感，才能在客戶面前好好表現。

也有人看清自己的不足處後，鍛鍊好自己的專業，然後深居簡出，過著一成不變的生活。

雖然多數亞斯人拙於社交，但也有少數亞斯人是調情高手。

「亞斯」只是眾多可遺傳的人類「特質」中的一種，混雜著其他特質，亞斯人可以有不同面貌。加上家世背景、身材、外貌、智商以及機運的差異，亞斯人的人生發展會有很大的差異。

為什麼亞斯人要特別思考「想活出怎樣的人生」？

亞斯人的困擾，在於自己是人類社會的少數。有稍稍明顯亞斯特質的人，或許占10％，這10％多數內向，或是看似外向，但常白目地發言。

外向特質的人占人類一半，轉動人類社會的樞紐，多數操控在外向、高EQ的人手裡。有些亞斯人或許有機會當總統、縣市長、企業家或知名學者，但常需要機靈應變的地下社會與一些人民團體，亞斯人就不容易贏得支持。

社經條件不好的亞斯人，要想清楚未來想做什麼工作，最好在高中階段就開始安排，比如當裝潢、水電師傅，經營網拍等，或乾脆替「Uber Eats」或「熊貓」送餐。不要什麼都沒思考，到了服務業，發現自己不適合；進辦公室當助理，然後被同事霸凌。

社經條件好的亞斯人，一開始可以靠勤奮學習、努力工作，獲得一席之地。但是到了一定的位階後，常面臨必須偽裝自己做好社交，或怎麼做也比不過競爭對手的困境。這時，應該把人生目標放在哪裡？

亞斯人還常面臨另一個問題：一廂情願，然後一直被人利用。有些渣男會針對亞斯女孩下手。在企業與團體裡，亞斯人也常因細心、耐心而被重重使用，但分享權利與好康時，被擱置到一邊。

所以亞斯人常需決定：是否要把別人用來社交與玩樂的時間，用來鍛鍊自己的專長與特色，為自己營造一個小小的、舒服的空間？網路盛行，讓亞斯人的轉寰餘地又多了一些。

亞斯人需要改變自己嗎？如何改變？

在馬大元醫師的這本書裡，提到許多讓亞斯人可以嘗試改變自己的方法，這是這本書的精華。畢竟，他曾在兒童青少年精神科受訓，臨床經驗豐富，會有因應台灣社會設定的治療策略。

每個亞斯人都有不一樣的地方。各都會地區的諮商所，也有許多心理師可以提供你改變的方法。如果不知道找誰，可以先搜尋在各大醫院兒童與青少年精神科工作過的心理師。

對於成年後才漸漸辨識自己亞斯特質的成年人，我的建議是「廣泛閱讀」，蒐集台灣近年來出版關於成人亞斯的書籍，如果能下載 Amazon 上的英文電子書更好。

多閱讀，釐清自己的人生有哪些部分受到亞斯特質影響，有哪些最好要做調整、迴避或盡量避免發生。

可以什麼改變都不要，就這樣過日子嗎？

可以是可以，但最好能在廣泛閱讀後，想清楚自己的一生。如果不改變，是不是會常常傷害到身邊的人，或者不斷引發不熟的人誤會？

也有可能，你針對亞斯特質想要發展的專長，如果加上待人處世的些微調整，就可以運作得更好。

「我想活出怎樣的人生？」

「那這樣，我需要做什麼努力與改變？」

這是所有亞斯人在察覺自己的特質後，都需要時時放在心上的事情。

學會運用亞斯人特質，台灣社會才會繼續進步

引領世界進步的美國矽谷，就是亞斯人大量聚集的地方。常常登上世界首富排行榜的伊隆・馬斯克，也宣稱他是亞斯人。科技業與網路業，使得亞斯人的長處讓全世界都看到。

一個成熟的企業或政治團體，在每個重要的決策圈，都應該要放個亞斯人，同時營造讓亞斯人可以充分發揮、直率發言的環境。亞斯人的直覺洞察力、固執與堅持，對企業決策有時會有關鍵作用，但主事者也得了解什麼是亞斯特質，才能適度駕馭，不會紛亂。

這在美國科技業可能是常態了，但在台灣還沒有這個意識。企業與政治團體還是常強調要會講話、會看臉色、會做人，一些癥結點顧及皇城的和諧，大家掩飾，直到最後競爭者突然超車，然後就再也無法挽回。

類似像馬大元醫師所寫的成人亞斯書籍，不只當事人、伴侶、家長應該要看，中大型企業管理者或政黨幹部也都應該列為常識。小公司或許霸凌、欺負亞斯人，把他（她）趕走還可以生存；中大型企業如果不懂得如何管理、運用亞斯人的才能，而競爭對手學會了，勝負差距可能就此拉開。

真正的難處

不過最大的困難還是在於，有時因為「卡珊德拉症候群」而心力交瘁的太太，覺得先生就是典型的亞斯人，然後清點小孩與公婆叔姑，也高比例呈現亞斯特質。太太覺得「這就是了」，但常偶發性暴怒的先生還是拒絕承認。太太買了書放在床邊，先生拒絕翻開。

聽著太太陳述，我們也很難替她判斷先生是不是典型的亞斯人。畢竟，要判斷亞斯伯格症或亞斯特質，必須回溯到小學時代，有足夠的證言，我們才能說先生可能是亞斯人。

除了請出版社多出這些成人亞斯書籍外，我們還需要企業界與教育體系常態性的重視。這就是人類特質的一部分，類似內向、外向，受影響的人數不少，在科技、醫藥、法律界裡的比例不低。亞斯特質是人類進步的動力，重視「亞斯力」的社會，在國與國的競爭中，就會多占了一些優勢。

如果企業與媒體呈現重視「亞斯力」的氛圍，固執的先生或許就會願意翻開書，釐清自己是不是亞斯人。

【前言】

你是亞斯，你自己不知道嗎？

從小到大，有許多百思不得其解的事情：一天講不到三句話是有問題嗎？一個人坐在地上拼積木幾個小時不休息很奇怪嗎？為什麼人與人見面時必須打招呼？為什麼老師總是提醒我說話時要看著對方的眼睛？為什麼我從小到大的興趣摺紙、中國結、氣功，這麼少知音？一本書看幾十次很奇怪嗎？整個暑假都待在空蕩蕩的學校宿舍算孤僻嗎？一個人看電影、一個人去海邊游泳很另類嗎？英文單字看三次就能背起來，難道不是大家都能做到的嗎？……

為什麼我在意的事情，別人卻總是不在意？為什麼我認為不必要的事情，一般人卻十分要求？為什麼很多人對我的第一印象是表情嚴肅、不好相處？為什麼脫口而出的話常常傷到人？為什麼我無法忍受噪音？為什麼我的情緒可以從零到一百突然爆發，擋都擋不住？為什麼我在團隊中總是格格不入？……

成為精神科醫師最棒的一件事，就是只要是與「人」相關的事情，我的專業都可以為我解答。在台大兒童精神科受訓期間，我認識了「亞斯伯格症」這個名詞。那時把它視為一種旗幟分明的「疾病」，所以只注意到臨床上遇到的少數嚴重個案。

婚後由於衝突不斷，一次，太太脫口而出「你是亞斯，你自己不知道嗎？」，一語驚醒夢中人，我終於願意讓「專業」與「自己」有所交集，這才發現自己從小到大的另類表現，原來都與亞斯脫不了關係。

原來，亞斯不只是一種疾病，也是一種「傾向、特質」。疾病與特質之間沒有明顯分界，符合疾病診斷者少，具備亞斯特質者卻為數眾多！

不論你具備亞斯的診斷還是特質，亞斯會同時賜予你「詛咒」以及「禮物」。詛咒可能是固執、缺乏同理、木訥、情緒失控、感覺失調、面癱、肢體不協調……禮物則可能是專注、毅力、敏銳的觀察力、超強的記憶力，或是其他令人羨慕的天賦。

於是，我與太太姿吟一同攝製了「亞斯伯格症只要觀察『一個部位』就能分辨&如何早期發現並且提供最佳協助」YouTube 短片。沒想到，一下子就成為我們點閱率最高的影片，至今已超過三十四萬次觀看，顯示社會大眾對於這個議題的高度關注與需求。

知名知識平台「大人學」創辦人張國洋與姚詩豪兩位老師無意間看到影片後，力邀我開設提供給成人亞斯的相關課程，表示這在現今社會十分稀缺，且具備高度重要性。靈機一動，我從自己感興趣的「歷史」為出發點，以集合傳奇與悲劇於一身的歷史人物韓信為主軸，架構出亞斯的四大罩門及因應策略。歷經千辛萬苦後，九小時、三十七堂、十二萬字，精采又豐富的「給亞斯的人際關係優化戰略」語音課程終於完成。

原本想要好好休息一陣子，但是滿腦子還有好多話，想要和廣大的亞斯人與亞斯家屬分享。所以在寶瓶文化朱亞君社長的熱情邀請下，我又開始了寫作之旅。

重新整理海量的資料、反覆驗證臨床案例與生活經驗、無數失眠思索的夜晚……終於，我打開了亞斯更為核心、更為深層的祕密世界！

想知道馬醫師對於亞斯又有什麼新體驗、新發現嗎？請您翻開下一頁。

目錄

一、漫漫長夜：察覺與理解

目錄

二、曙光乍現：迎向改變

三、如日中天：建構強大身心

目錄

四、日出日落：走出自己的旅程

目錄

一、漫漫長夜：察覺與理解

1 「四塊錢教授」與「溫頓列車」

四塊錢教授：「討回公道」的執著

班哲明．艾德曼從小聰明伶俐，在師長眼中，他是不折不扣的天才。長大後，艾德曼成為一位身材挺拔、有著棕色捲髮與略帶外斜視迷人雙眸的瀟灑少年，學習十分認真，在哈佛大學拿到四個學位，包含法學與經濟學博士。二〇〇七年，二十六歲的艾德曼成為哈佛商學院的助理教授，研究成果斐然，三年後即升任副教授，教職年薪超過十六萬美元。另外，他還擔任多家公司、機構與公益團體的顧問，諮詢費一小時八百美金。加上精明投資的龐大收益，年紀輕輕就在波士頓精華區擁有價值三百二十萬美元的豪宅。

從各方面來看，艾德曼都是學術界與實務界一顆冉冉上升的新星，但他的一切成就，卻在二〇一四年因為一件匪夷所思的小事戛然而止。

艾德曼教授在一家以川菜著名的中餐廳用餐後，懷疑帳單中有四美元的超收，於是開始對移民二代的餐廳老闆小段展開文誅筆伐。小段老闆一路退讓，教授卻步步進逼，直到賠償金談到十二美元，仍不肯善罷干休。甚至教授還針對此事寫了一篇四千多字的分析文章，洋洋得意地當作作業讓學生討論。

教授顯然錯估了當代年輕人的價值觀，加之過去一向對學生嚴厲刻薄，沒多久，就有學生將此事向《波士頓環球報》爆料。一經報導，立即引發軒然大波，艾德曼教授不為人知的過往也被挖掘出來。其實他早在二〇〇〇年的學生時代起，就常常在與清潔公司、租車行、除雪服務等業者的互動中，利用自己的法學專業雞蛋裡挑骨頭，對他們進行索賠，尤其最愛挑選初到美國的外裔族群。法學高材生對上寧願息事寧人的外裔小公司或個人，絕對優勢下，總是能成功索賠幾十、幾百美元。投入教職後，也常是一副高高在上的態度，例如不說明原因即以自己的好惡打成績，並曾因學生的作業多出四個字就不留情面地退回，也曾因為小事與學校行政人員起衝突，例如課堂投影的尺寸、公版名片的內容等。

這次，長期處於人生勝利組的天才教授終於碰到鐵板。在餐館業者的昂首抵抗、學生之推波助瀾以及媒體的大肆報導下，教授終於低頭，發出道歉信，然而其搖搖欲墜的人設已無法挽救。學校拒絕其終身教職的申請，二〇一八年，艾德曼黯然離開哈佛。帶著「四塊錢教授」的響亮名聲，之後的生涯也毫無起色。二〇二三年二月，艾德曼「終於想通」，將這五年來的一切不順遂歸咎於哈佛，對於哈佛商學院發起明知希望渺茫、但「雖千萬人吾往矣」的訴訟……

溫頓列車：「使命必達」的奮力不懈

一九八八年，時年七十九歲的尼古拉斯·溫頓被邀請到英國廣播公司攝影棚，參與《這就是人生》節目錄製。製作單位隱瞞了節目內容規畫。戴著黑框眼鏡、穿著老式西裝、身材厚實、銀髮後梳的溫頓坐在觀眾席，顯得有些焦慮。

女主持人介紹五十年前二戰前夕的一件往事……六百多名布拉格難民營的猶太兒童，在一位神祕的年輕人義務奔走下，歷經千辛萬苦被送往英國，逃脫了被納粹屠殺的命運。主持人翻開一本陳舊的剪貼簿，上面有著被拯救兒童的泛黃照片以及基本資料。當她翻到剪貼簿主人的照片、唸出他的名字時，在場的溫頓顯得十分尷尬，用力抿了抿嘴唇。

接下來，主持人唸出其中一個孩子的名字：薇拉·戴蒙特，表示薇拉今晚也有來到現場。此時，溫頓左手邊一位戴著領巾、舉止優雅的五十多歲女士握起了溫頓的手、擁抱並親吻了他的臉頰。靦腆的溫頓一臉震驚與茫然，之後用手指拭了拭眼角的淚水，全場也響起了如雷的掌聲。但這還不是當晚節目的最高潮。緊接著，溫頓右手邊的女士說明自己也是被救出的孩子。最後主持人問道：「今晚還有誰是當年被解救的？」結果溫頓身邊的觀眾全部起身！相隔五十年，他們終於知道救命恩人是誰，一一向溫頓致謝。溫頓老人環顧四周，默默點著頭，堅毅的下巴微微顫抖，激動得說不出一句話……

讓我們將時間往回推八十年……溫頓的父母原籍德國，移民英國兩年後，於一九〇九年生下溫頓。青少年溫頓對擊劍有興趣並長期鍛鍊，曾進入國家代表隊。十七歲就讀夜校時，曾於德、法兩地的銀行實習，畢業後，進入倫敦證交所擔任股票經紀人。在大蕭條的時代，目睹許多家庭陷入經濟困境，溫頓秉持擊劍所培養出的騎士精神，急公好義，積極參與政治活動。

一九三八年的聖誕前夕，二十九歲的溫頓計畫與朋友馬汀．布雷克於瑞士碰面，共度滑雪假期。出發前，溫頓接到布雷克從捷克的來電，力勸他改變行程至布拉格的難民營看看。此時正值納粹吞併捷克，同時大肆驅逐當地的猶太人。在天寒地凍中，溫頓看到老弱難民健康狀況極差，不遠處又有納粹虎視眈眈，簡直就是命懸一線。風雨飄搖之際，猶太父母自身難保，於是極力想將孩子送往安全的處所。

溫頓心想：「面對歐陸動盪，我沒法做些什麼，但至少該嘗試一下救救這些孩子。」溫頓發揮商場上鍛鍊出來的危機處理與交際談判能力，自行成立了一個拯救兒童難民的單位，四處寫信尋求協助。所有的請求都被拒絕，只有祖國英國回應，答應接收十七歲以下的難民——但前提是必須先找到願意收養的家庭，並且要負擔高額的保證金。

溫頓立即動工，在下榻的旅館成立服務處，求助的家庭馬上大排長龍。溫頓必須身兼數職：與家長蒐集基本資料；為孩子攝影；繕打動人的故事，以提高輿論關注及孩子被收養的機會。那本厚重的剪貼簿，就是當時的文件。

溫頓的行動引起納粹蓋世太保的注意，派出一位高大的金髮女間諜刺探其意圖。結果美女間諜反而被溫頓的真誠感動，幫忙護送二十五名孩子去了瑞典。隨著戰事一觸即發，溫頓必須與時間賽跑。面對納粹的刁難、政府單位的牛步、經費的窘迫、收養家庭的欠缺以及老闆要求返回的最後通牒，溫頓火力全開，除了正規的行銷、宣傳與懇求，更不惜偽造證件與假護照、行賄蓋世太保，只求抓緊時間多救一些孩子。

最終，一共八趟列車從布拉格出發，陸續拯救六百六十九個孩童到達倫敦，展開新生活。但溫頓並不因此感到欣慰，因為最後一班載著二百五十名兒童的列車，因戰爭爆發而被攔截在邊境。事後得知，這些未成功脫逃的孩童，幾乎全數死於納粹集中營……這成為溫頓一生最大的遺憾，從此三緘其口，整件事再也未曾對人提起。

五十年後，溫頓夫人格蕾特在打掃閣樓時，無意間發現這本剪貼簿，才知道平時沉默寡言的丈夫，其實是一位真正的英雄。溫頓固執地要她把這些「沒用的」舊文件丟了，但夫人覺得這是最寶貴的史料，默默聯絡了研究納粹大屠殺的歷史學家伊莉莎白．麥思薇爾……最終才有了BBC電視台的節目製作。

二〇〇三年，英國女王授予溫頓「爵士」榮耀。二〇〇九年九月一日，為了紀念拯救行動七十週年，並且彌補最後一班列車無法抵達目的地的遺憾，捷克政府修復了同款蒸汽火車頭，嶄新的一班「溫頓列車」從布拉格出發開往倫敦。溫頓如同當年，在倫敦迎接大家。最終共有六千多人到場與百歲的溫頓相聚，包含當年救出的孩子，以及他們的孩子、孫子，他們都自稱「溫頓的孩子」。其中有教師、醫師、科學家、作家、導演、政治家、企業家，各自過著精采的人生……溫頓此時才知道，當年的義舉為這個世界帶來多大的影響。

對於「對的事」，有莫名的堅持

溫頓與艾德曼有什麼共通處？他們都**對於「對的事」有著莫名的堅持**。甚至他們都講過類似的話。面對各自的「事蹟」，艾德曼解釋說：「法規就是法規，必須有人去捍衛。」溫頓則說：「面對問題，總要有人去解決。」艾德曼對於「討回公道」的執著，與溫頓對於「使命必達」

的奮力不懈，還有長達五十年難以理解的守口如瓶，在在透露出「亞斯人」特有的氣質。

亞斯人是怎樣的一個神祕族群？假設頭腦精明且擇善固執的溫頓與艾德曼同屬亞斯人，為何他們的人生會展現出截然不同的面貌？為何他們會有不同的價值觀、不同的著力點，導致一位臭名昭著，一位受人景仰？想要一探其中的奧妙，預防如同艾德曼一樣誤入歧途，進而譜寫出像溫頓一樣的不凡人生，在這本書中，你會找到大量的啟發與實用技巧。

2 為什麼你需要讀這本書？

了解了溫頓爵士與艾德曼教授的故事，相信你會對於「亞斯人」這個族群產生更為濃厚的興趣。但話說回來，為什麼當初你會想要翻開這本書？進一步說，為什麼你需要認真看完這本書？甚至為什麼你必須反覆複習這本書？

可能性一：你懷疑自己有亞斯，而且你卡住了！

首先恭喜你，因為你知道亞斯這件事、對於亞斯有所了解，且更為寶貴的是你可以「察覺」自己卡住了！

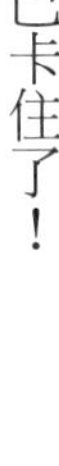

要知道，有更多的亞斯人，根本不知道亞斯這回事，更無從察覺自己早已和世界格格不入；或是雖然隱約知道事態不太對勁，但是卻沒有勇氣去面對。家中那位固執的長輩、公司自以為是的主管、淪為鄰里頭痛人物的古怪鄰居、成為同學噩夢的嚴厲老師等，無一不是如此。

察覺，是亞斯反敗為勝的關鍵第一步。放大你的覺察力，問題已經解決一半。至於其他關鍵步驟，我們後面會一一學到。

可能性二：身為亞斯的你想改變命運，提升人生

對你來說，人生之旅走到目前為止，問題還不大。甚至你運用亞斯特有的聰明頭腦與堅忍特質，打拚出不錯的成績。但，總有那麼一些不完美，讓你快樂不起來。例如面對心目中的女神，永遠只能單相思；你的努力老是不被老闆看見；明明認真持家，老婆卻嫌你不貼心，孩子也把你當陌生人……

你覺得很納悶，為何生命中總有那麼幾塊區域，就如同迷霧森林，是自己老是弄不清楚，更無從駕馭的。就像是打電動，總是在那麼幾個地方卡關，讓人十分挫折。請放心，這本書將是你在迷霧森林中的清楚地圖，也將扮演成功破關的詳盡攻略。

可能性三：你想了解並幫助身邊的亞斯

或許你已經在網路上搜尋過，並且看過這個名詞：**卡珊德拉症候群（Cassandra Syndrome）。它描述了身為亞斯的伴侶或家人，一種不為人知的苦。**功能不錯的亞斯伴侶，在外可以呈現認真、踏實、彬彬有禮的形象；回到家中，卻變得霸道、不近人情，令家人承受長年的身心壓力。

動機更強的，是亞斯孩子的照顧者。隨著進入青春期，亞斯的情緒波動、衝動、固執與儀式化行為都有可能與日俱增，再加上人際、課業等多方壓力，隨時都有機會引爆，並將負能量一股腦地導向家人。為了一些小事要父母下跪道歉、規定父母只能照一定的模式做事情，房間臭烘烘堆滿垃圾也不清理，網路成癮、拒學、繭居，橫行霸道吃定父母……這些問題，在臨床上並不少見。

你常接觸到的亞斯相關協助，除了針對各類症狀的醫療外，心理資源大多集中在兒童時期。早期療育、特教、感覺統合、ABA（應用行為分析）、TEACCH（結構化教學法）、RDI（人際發展介入）、地板時間等，令人眼花撩亂，不過至少資源豐富。

但進入青春期後，部分亞斯由於基本的生活能力沒問題，甚至在某些領域表現優異，個性又特別獨立，常讓他人、甚至亞斯本人誤解不再需要額外協助。但也常常就是在這個時期開始，亞斯的人生旅程開始分歧。找到「社會化」鎖鑰的小伙伴，適應力得到質與量的提升，成為聰明又懂事的「隔壁家孩子」；仍未「開竅」的小伙伴，猶如活在五里霧中，與人格格不入、做事樣樣不靈、處處受挫、情緒崩潰，卻又只知悶頭硬闖……

成為「王牌亞斯」

身為「資深」亞斯特質者，我一路走來跌跌撞撞。十分慶幸多數人生際遇與抉擇都屬適宜，讓我得以減輕亞斯罩門的負擔，同時充分開發潛藏的亞斯優勢，一減一加之下，走出獨特、豐富而又精采的人生。除了早年學業、事業與感情上的順遂，中年之後，身心狀態也漸入佳境，煩惱減少、豁達與喜悅提升……

凡此種種，讓我十分感激生命中的點點滴滴，所以想野人獻曝，分享自己的體悟以及臨床經驗，藉此幫助仍在水深火熱之中的亞斯伙伴。期待從覺察、突破到實踐，大家都能夠反敗為勝，絕地重生，跳脫麻煩製造者的身分，成為人生真正的贏家！

我把完成這樣生命之旅的亞斯朋友，稱為Asperger Completed Evolution，縮寫為ＡＣＥ，也就是「王牌」的意思。預祝經由這樣一場精采、有趣的進化之旅，大家都可以成為各自版本的「王牌亞斯」！

亞斯人喜歡直來直往，我們話不多說，直接上乾貨！

3 關於亞斯的幾個基本認識

首先，我們來打好基礎，複習一下關於亞斯的基本知識。請放心，這是一本實用取向的書籍，不是科普著作，更不是教科書，所以不會探討那些艱深的學理。有許多觀念來自於自身經歷以及多年臨床經驗，我在意的是對你有用，而不是學術上的擲地有聲。

亞斯

亞斯一詞在本書中指：一、亞斯伯格症（Asperger syndrome）。屬於泛自閉症（autism spectrum disorder，ASD）的一員，與自閉症的差別在於語言能力及認知功能較佳。二、未達亞斯伯格症診斷，但是具有「亞斯特質」者。亞斯特質者遠比亞斯伯格症患者來得多，因為沒有明確的疾病診斷，他們也是最常被誤解的一群。

自閉症（**autistic disorder**）

屬發展疾患，男性是女性的三到五倍，三歲前發病。大多天生即有症狀，少數為出生後正常，但於兩到三歲間顯著退化。以「社會功能不佳」、「溝通能力障礙」以及「局限的興趣或行為模式」為三大核心症狀。

高功能自閉症（**high-function autism**）

指自閉症中智商高於七十，功能較佳的一群。與亞斯伯格症有高度的重疊，但語言能力較差，同時自我封閉傾向更為顯著，不像亞斯人通常還是會希望擁有人際互動與親密關係。

泛自閉症（autism spectrum disorder，ASD）

或稱「自閉症譜系障礙」，是二〇一三年美國《精神疾病診斷與統計手冊》第五版（DSM-5）及二〇一八年世界衛生組織《國際疾病分類》第十一版（ICD-11）統一使用的名稱，強調「光譜」（spectrum）的概念。在這兩個最新版本中，亞斯伯格症被取消，納入泛自閉症中。但許多專家仍習慣使用亞斯伯格症的概念，以凸顯這一族群的特殊性。

光譜（spectrum）

代表自閉或亞斯的多樣性，可以用彩虹來表達。第一，**每個人的「色調」都有所不同**，可能紅色多些，可能綠色多些。例如有些人喜歡鑽研知識，成為冷僻領域的學者；有些人特別討厭人際互動，成為繭居族；還有人特別情緒化，成為恐怖情人。第二，**彩虹中同樣的顏色，又有「深淺」之差異**。例如有些亞斯人焦慮十分嚴重，但也有些亞斯人總是一派輕鬆；有些亞斯人無法忍受「輸」的感覺，但也有亞斯人喜歡與世無爭。

NT（neurotypical）

即「具備典型神經系統的人」，也就是沒有亞斯特質、了解人情世故、注重人際關係、對情感有頗高需求的人。NT常被國外亞斯族群拿來做為對於「一般人」的簡稱。NT看一板一眼、興趣冷僻的亞斯覺得像外星人，亞斯看喜歡八卦、做事沒原則的NT也覺得像外星人。

NT世界

指的是NT彼此之間、千百年來由錯綜複雜的「文化、默契與潛規則」所主導的世界。這可能是令亞斯人覺得格格不入、充滿焦慮的叢林迷宮；但也有可能是亞斯伙伴可以大展拳腳、發光發熱的閃亮舞台。因為亞斯先天具備的特質或是後天磨練出的本事，常常是一般NT無法企及，也是NT世界極度欠缺的寶貴資源。

社會化（socialization）

人是群居的動物，無法遺世獨立而存在。從誕生開始，我們就藉由互動中的體驗，不斷學習如何與他人合宜地相處。一些能力是天生即具備的，例如對人臉的興趣、眼神接觸、情感共鳴等，另外則需從經驗或他人的指導中學習，例如輪流、分享、公平、自律、溝通、接納、同理、支持、領導力等。

社會能力與社交技巧是自閉／亞斯人先天的短板，但不見得無法靠後天的方法與練習逐步克服。亞斯人常常擁有專注、毅力、視覺化思考、過目不忘的記憶等超越ＮＴ的強大能力，如果能進一步補齊「社會功能」這個短板，等於向王牌亞斯邁進了一大步。在本書中，你會看到關於亞斯人如何建構社會能力與社交技巧的大量描述，我也會分享自己的社會化之旅。

天寶．葛蘭汀（Temple Grandin, 1947.8.29—）

天寶．葛蘭汀是美國畜牧業學者，同時也是自閉症患者。四歲前不會言語，活在一個自我封閉、感官失調、充滿情緒與衝動的世界。一連串的機緣，讓她逐步發掘出自己強大、美好的特質，跌跌撞撞地完成博士學業，成為學者、作家，同時也是全球知名的自閉／亞斯倡議者。本書引述大量天寶身為自閉／亞斯患者第一手的挫折與成長經驗，所以在書本的開頭特別介紹，並向其致敬。強烈建議你閱讀天寶博士的著作，觀看其傳記電影《星星的孩子》以及其他影片，你會對於自閉／亞斯有全然不同的感受。

孔子說：「必也正名乎。」又說：「君子名之必可言也，言之必可行也。」這與著名的「費曼學習法」精神一致。我們對於專有名詞與背後的概念有通透的了解，就能向一個全然不懂的人簡單、生動地說明清楚。對於概念了然於胸並琅琅上口後，改變的動機自然會提升，行動起來的門檻也會下降許多。

我讀書習慣觸類旁通並蒐集相關資訊，尤其對於人物的言行、樣貌與生平故事，喜歡深入了解。希望大家慢慢品味這本書，對於書中出現的資訊，也可以深入探索並融合自己的見解。知識建立之後，就要確實去實踐，讓生命發生實質上的改變。實踐的結果不論是好是壞，都可以累積經驗，成為持續改善的依據。

所以，你會發現**這本書中有大量的練習，可以加深學習的功效**。持之以恆、建立心得後，希望大家可以「自立立人」，多多與人討論及分享，幫助仍困在亞斯罩門中的朋友。如果每位讀者都能做到這樣的程序，就有機會引發連鎖效應，改變亞斯族群、甚至整個世界的面貌。

本章練習 除了這一章所介紹的專有名詞及概念，你對於亞斯還有哪些認識？將你研究出的概念化為簡單、生動的描述，於本書空白處寫下。擁有屬於自己的見解，可以讓你的學習更為扎實。

4 為什麼這個議題很重要？

一、亞斯人比你想像的還要多

據美國CDC（疾病管制與預防中心）二〇二三年統計，泛自閉症的盛行率目前已經達到三十六分之一，也就是每個班級、每個中型辦公室或是你的家族中，可能都有亞斯伯格症患者。未達疾病診斷但具備「亞斯特質」的人，數量更為眾多。國內知名成人亞斯專家及倡議者陳豐偉醫師整理的研究資料顯示，亞斯特質者可能占人群的十分之一，而男生又是女生的兩倍。所以較寬鬆地推論，五分之一的男性及十分之一的女性，多多少少都有亞斯特質。相信我，只要用心觀察，你會發現社區中、校園裡、職場中、公眾人物裡……亞斯人遠比你想像的來得多。

二、亞斯的遺傳力強

陳豐偉醫師表示，學術界推估遺傳對亞斯症狀的影響，最高可達八成。也就是說當你被你的亞斯老公搞到抓狂時，也要思索你的孩子有很高的機率也會是亞斯；更可怕的是，你的公婆、大伯、小姑中也可能有固執的亞斯。以我家來說，我的四個孩子中就有兩位具備亞斯特質。為什麼比例這麼高？因為我有亞斯傾向、我母系表兄弟姊妹也有一些亞斯傾向者。往上一代，母親是不折不扣的女亞斯、舅舅有亞斯特質。再往上推，我的外公也是沉默寡言的亞斯人，沒有三杯黃湯下肚不會輕易開金口。

三、亞斯與一般人格格不入

如果你是亞斯，而你出生在荒島，那我相信問題不大。甚至你細微的觀察力、冷靜的頭腦、堅毅的執行力，以及自得其樂的孤獨忍受力，可以讓你活得很滋潤。但是一旦你必須走入ＮＴ世界，與ＮＴ發生大量互動，例如從事服務業、擔任主管或嫁入大家庭，那麼你將如同誤入叢林的小白兔，驚恐、憤怒、困頓、不知所措將成為你的日常。

四、亞斯也看不慣亞斯

亞斯與NT格格不入，那麼同為亞斯人應該可以和平共處吧？No！因為前面提到光譜的概念，同為亞斯人，彼此之間卻常有天大的差異。例如一位亞斯爸爸是教授，喜歡鑽研學術，但他看不慣喜歡打電動或cosplay的亞斯兒女。水乳交融只可能短暫發生在亞斯人的同好俱樂部，例如鐵道社、麥塊討論區等。找到志同道合的伙伴會讓亞斯欣喜若狂，但惺惺相惜的蜜月期過後，見解不同、爭強好勝，又常成為衝突的導火索。

五、亞斯特質放任不管，會引發大麻煩

可想而知，亞斯固執、僵化、極化、缺乏同理、缺乏自省等先天特質，加上後天的放任與過度包容，可能會讓「特質」演變為「症狀」。這很常發生在獨生子女，或是重男輕女家庭中唯一的男孩身上。我們家很幸運有四位小朋友，彼此朝夕相處、反覆磨合，再加上太太是職能治療師、本身具備兒童治療專業，所以隨著年齡增長，他們的亞斯光譜反而漸趨模糊。但一般人不見得有此機緣，所以**這本書就是教你如何避免被負面的亞斯特質阻礙人生。**

六、亞斯可以社會化

每位亞斯最初都像一顆表面粗糙、有稜有角的寶石，人們感受不到他的珍貴潛質，反而總被稜角所刮傷。經由適當的機遇，不論是有概念的父母、專業治療者或是其他良師益友，有可能讓稜角與粗糙的表層得以打磨圓潤，讓蘊藏其中的精采得以展現在世人面前，甚至大放光芒、照亮世界！

七、強化亞斯特質，讓你容易出眾

看到前面的描述，有些朋友不免皺眉頭，覺得：「我就是不喜歡與人互動啊，難道這樣就無法成為一個成功的人嗎？」

其實恰恰相反，本書的目的不在於讓你澈底改頭換面。亞斯有許多獨特的潛質，屬於世界上的「稀缺資源」，更是超越ＮＴ的關鍵。這本書讓你在做自己的同時，也將這些屬於你的特質更為凸顯，讓它們成為你功成名就最大的助力。

八、即使無意成功，也該活得自在

這是一本教你如何成為王牌亞斯的書，難道如果我淡泊名利、只想怡然自得，這本書就對我沒有幫助了嗎？不會的。要知道，很多亞斯人小時候就開始出現情緒困擾，又常遭受感官過度敏感所苦。進入青春期後，有很高比例會衍生出焦慮、恐慌、自律神經失調、網癮、拒學、繭居、憂鬱、強迫症，甚至思覺失調症等身心問題。所以學會有效的調適方法，讓身心平和、能量充沛，進可逐鹿中原、退可享受人生，豈不快哉？

本章練習 在本書空白處寫下為什麼了解亞斯議題對你來說很重要。請具體描述，包含心中的感受。如果這本書有不同的成員閱覽，寫下你的想法，會成為彼此之間很重要的心靈交流。

5 你是哪一種亞斯？

讀到這裡，很多人可能對於「到底怎樣算是亞斯」還是一頭霧水，沒有十足把握能清楚分辨。因為亞斯的光譜特質，亞斯與亞斯之間也有著巨大的不同。以下，藉由眾所周知的電影、小說、公眾或歷史人物，甚至是馬醫師身邊的人，讓大家了解亞斯的特徵以及亞斯之間的差異。

可愛的亞斯

亞斯獨特的表達與行為模式，其實早已融入大眾文化中。首先聯想到的是影視作品中一些憨厚、可愛的人物，最典型的代表就是豆豆先生。在我看來，威爾．法洛以及周星馳在電影中所扮演的角色，大多也屬於這一型。《醉後大丈夫》裡面白目、幼稚卻有算牌神技的艾倫、《魔戒》中脾氣暴躁的矮人金靂、漫威中的浩克，也都算是典型的亞斯。他們固執、無厘頭，會為了莫名的原因開心或發脾氣……乍看只是甘草人物，關鍵時刻卻又能扮演舉足輕重的角色。

我的媽媽，就屬於可愛、憨厚型的亞斯。我們講的笑話，她大多聽不懂；看電視時，總是不顧他人，直接轉自己想看的。有時候甚至固執到不可理喻，讓她成為親友眼中的另類、甚至是頭痛人物。由於與感受力豐富的爸爸在個性與興趣上有著天與地一般的差異，所以每天都是爭執不斷。另外，對於孩子的情緒與內在需求也缺乏覺察能力，讓我們在相處之中常常受挫，例如我所珍藏的繪畫與美術作品，常在大掃除後就不翼而飛……但凡事禍福相倚，亞斯媽媽也少了許多ＮＴ媽媽常有的、容易破壞親子關係的叨唸與過度干涉，讓我在成長過程能自由發揮並體驗後果。這對於我的自律、也就是「前額葉功能」之發展，有著非常大的幫助。

媽媽最可愛的地方，在於她會發自內心地肯定我，為我感到開心。例如如果我考第一名，她會高興到手舞足蹈。得知我考上醫學院的那一天，媽媽跳了一天的舞，用她僅有的英語能力，重複說：「我兒子是 doctor 耶……D、O、C、T、O、R，doctor……」直到現在，七十多歲的她在我久久回家一次見面與離別時，還是會擁抱我，很誠懇地說：「媽媽以你為榮！」你看，誰說亞斯不懂愛呢？

厲害的亞斯

這在電影、歷史故事，甚至當代名人中，可就非常多了，除了天寶．葛蘭汀，依我看來，韓信、岳飛、貝多芬、特斯拉、比爾．蓋茲、賈伯斯、祖克柏、漫威中的鋼鐵人等，也都是厲害的亞斯。通常你可以用天賦異稟、身懷絕技、孤芳自賞、桀驁不遜，甚至不近情理來形容他們。

對於我來說，我自己有一些亞斯傾向，成長過程中，身邊更是充斥著亞斯強者。國中的前段班、高中的資優班，現在回想起來可能至少四分之一的同學都有亞斯特質。他們有的過目不忘、有的才思敏捷、有的毅力驚人，優異的學業表現讓我這個半吊子的亞斯望塵莫及。直到我終於想通了：與其將他們視為對手，不如探索他們的學習、記憶與解題技巧。所以我常常向班上的學霸請教課業，更會追根究柢地探究他們的思維模式，從而理解了不少讀書、考試的祕訣……這也為後來順利考入醫學院打下穩固的基礎。

仔細觀察，厲害的亞斯最終會成為三種不同的「亞型」，一種依然帶著憨厚的特質，成為不修邊幅、但人畜無害的「敦厚學者」典型。第二種亞斯的人際能力未獲發展，或是成長過程頻受挫折，所以成為特立獨行、離群索居的「怪博士」典型。第三種則比較麻煩，因為強大的能力，在學業、事業上都過關斬將，養成目空一切、甚至咄咄逼人的習性，成為職場或是家庭中的「暴君」典型。第一章之中的艾德曼教授就屬於這一型。

可怕的亞斯

如果亞斯在成長過程中，未能得到合適的關愛與引導，甚至遭受忽略、家暴、霸凌等創傷，就有可能偏離軌道，成為偏激的恐怖分子……不但自己的人生受影響，也可能造成周遭人們的苦痛。

最典型的，就是近年發生於日本，七十六歲退休高官熊澤英昭刺殺四十四歲兒子的案件。

被刺殺的兒子熊澤英一郎為亞斯伯格症患者，從小即自我中心，說話不看場合，且思想偏激、十分記仇。因其亞斯特質導致人際關係不佳，長期被學校同學排擠。回到家中，母親對於其學業嚴格要求，曾因考不好就破壞其玩具與公仔。長期承受內、外的壓力，英一郎自國中起，即對母親與妹妹出現暴力行為，對於父親也會惡言相向。研究所畢業後，他每天以線上遊戲度日，勉強被要求去工作，也很快因為與主管起衝突、揚言要殺了對方而遭辭退。

之後，英一郎澈底成為繭居族，不出門、房間髒亂、不洗澡、對於家人的言語及肢體暴力也越演越烈，甚至導致妹妹不堪壓力而自殺離世。最終於二〇一九年六月一日，英一郎因為午睡被鄰近小學的孩童玩鬧聲打擾，暴跳如雷地威脅要殺了這群孩子。熊澤英昭十分驚恐，質問英一郎的過程中，兩人出現扭打，最終發生老父手刃親生兒子的悲劇。

除了真實世界，在文學與影視作品中，也不乏可怕亞斯人之身影。例如在我看來，ＤＣ漫畫中的小丑亞瑟，先天情感表達有問題，加上後天一連串的沉重打擊，讓他體內的反社會因子澈底覺醒；電影《沉默的羔羊》中的人魔漢尼拔也是如此，學識淵博、極度聰明、極度冷靜、卻又極度愛恨分明。一些缺乏同理、冷酷無情、高智慧的犯罪分子，或是專營損人利己勾當、技巧高明的反社會人格者，也可能屬於此類。

犯罪行為僅是影響少數人，但如果這些高智慧、堅忍不拔、自帶魅力但又價值偏差的亞斯成為公眾人物，甚至國家、社會的領導者，可想而知，會為人類的歷史帶來多大的浩劫。

跌跌撞撞的亞斯

我認為這是最多、也最貼近真實世界的亞斯類型。因為先天人際功能上的弱勢，加上個性敏感、固執，且尚未發現什麼特殊專長、沒有可以一展長才的舞台，也沒有良師益友來啟發、引導，更沒有伯樂來破格提拔……一路走來跌跌撞撞，成長過程中，自己辛苦，周遭的人也不好過。這是最可惜的一種亞斯類型，但也會是本書最大的受益者。

校園中，總是一個人吃飯、分組活動總是沒人邀請、永遠搞不懂他人笑點的獨行俠；大背包上掛著玩偶、生活極為規律、渴望愛情又不得其所的工程師大男孩；社區裡，被認為固執到極點、容易與人起紛爭的大媽……仔細觀察，你的身邊，其實隨處可見跌跌撞撞的亞斯邊緣人。我們是否該放下過去的偏見、杜絕「非我族類」的多數暴力，給予他們更多的了解與關懷？

社會化的亞斯

這是亞斯中的幸運兒。也許是因為亞斯色彩並不深，也許是成長過程中遇到體貼、有耐性的父母、師長、朋友等貴人，或是其他難能可貴的機緣……在某一個電光石火之間，他們開啟了社會化之旅。

由於先天的限制，大多數亞斯的社會化並不完全，僅是**「減少不OK的行為、增加OK的行為」**，並不是全面升級，但這已彌足珍貴。比如某些亞斯人體驗到太坦誠容易吃虧，所以學會話說一半、模糊以對，甚或是說反話。例如我認識一位主治醫師，明明學識淵博，但當學生問問題時，他總是說：「我不知道耶，你來教我。」給人一種謙虛、詼諧的感覺。另一位資深醫師更搞怪，醫院規定接電話時要先表明自己的職稱與姓名，他就每天給個不一樣的答案，一會兒說是開救護車的老王，一會兒說是辦公室助理小張，幽默風趣之餘，又有點「太油」的感覺。

另一類亞斯人，運用敏銳的觀察力、鉅細靡遺的記憶力、不屈不撓的精神，在腦海中建構出一個龐大無比的「ＮＴ祕密世界」資料庫。這個資料庫中有著各種情境之下「高ＥＱ的ＮＴ會如何反應」之大全，成為超越ＮＴ的教戰手冊。藉由後天學習補齊先天的不足，並經由反覆磨練達到圓融的境界，讓自己的亞斯特質消弭至看不出來。但要注意的是，如果為了高度社會化而抹滅自己**「有功用且具個人特色」**的亞斯特質，有可能反而會得不償失。

王牌亞斯

在我心目中，這是亞斯人發展的最高境界。複習一下，這個名稱來自於英文 Asperger Completed Evolution 的縮寫ＡＣＥ（王牌）。但要強調的是，他們並不是完全脫胎換骨，而是昇華地「恰到好處」。**既保留了大量讓自己迥異、突出於NT的優異亞斯特質**，例如公正廉明、擇善固執、不隨俗、不媚俗、卓越的專注力與續航力；**又適度削磨了會刺傷別人的亞斯稜角**，成為一個低調、謙和的人。

王牌亞斯有高度的自知之明，願意坦然面對自己的不足，並虛心檢討，尋求改進。面對比自己強的人，會欣然求教而不批評、嫉妒；面對比自己差的人，會關懷憐憫而不鄙視、嫌棄。面對自己曾經造成的傷害，不會逃避責任，可以誠心道歉並尋求彌補。不會閉門造車、只活在自己的象牙塔；願意不斷擴展體驗、嘗試新事物，有興趣的就認真學習直到精通。不斷提升自己的眼界與境界，活得豁達又自在。重點是，他們除了獨善其身，一有機會也不吝於兼善天下，與世界深入連結、貢獻一己之力，為世界帶來一抹不一樣的色彩。第一章中的溫頓爵士，以及本書中會一再提到的天寶．葛蘭汀，就屬於這一類王牌亞斯。

是不是聽起來十分讓人嚮往？這也是馬醫師努力追求的境界。跟著馬醫師，我們一起朝著王牌亞斯的目標邁進！

本章練習 想想看，你目前屬於哪一種亞斯？你的目標是成為哪一種亞斯？可以用自己的想法描述，不限於前述的六種亞斯類型。在書中的空白處，把具體內容寫下來，記得記錄日期。若干時間後，可以再寫下當時的狀況，並細細體會其間的變化。

6 容易與亞斯混淆的狀況

讀到這裡，可能你還是會有一個疑問，就是：我或是我所關心的人到底算不算是亞斯？尤其是某些特質像亞斯、某些特質卻又「完全相反」的時候。以下，分析哪些狀況容易與亞斯特質發生混淆，並指導大家如何分辨。

發展遲緩

因為亞斯屬於發展疾患，所以同屬於發展疾患的發展遲緩或是注意力不足／過動症等，就必須做出區分。以發展遲緩來說，通常是多重功能不足，尤其以認知發展落後為主，人際功能障礙並不突出。甚至有些遲緩兒反而會代償地特別喜歡與人互動，這一點可以與亞斯做出明顯的區別。

	注意力不足／過動症	亞斯伯格症
核心問題	注意力不足、過動、衝動	社交功能不佳、局限的興趣、固著的行為模式
社交互動	平靜時通常無礙	不佳或不感興趣
常見情緒	亢奮、躁動、坐立難安	淡漠、焦慮、暴怒
專注形式	對有興趣、本能性、動態的事物較能專注，例如電動、運動等	有興趣的事物，即使深奧亦能專注，例如下棋、微積分、寫程式等
持續性	通常不佳，容易見異思遷	對於有興趣的事物持續度極高
適應力	通常無礙，反應快、有彈性、可見機行事	不佳或不想嘗試，不喜歡新環境或變動

注意力不足／過動症

這類孩子並沒有社會功能的發展障礙，但也可能出現不在意他人感受、同理心不佳等類似亞斯的情形。只是其社會功能不佳並非原發，而是由於注意力不足或衝動的結果。

例如你規規矩矩地在路上開車，後方車輛突然叭你一聲，一般人通常是會嚇一跳、然後很生氣，心想：「混蛋！叭什麼叭？路是你家開的嗎？」這是我們第一時間的反應。經過後續觀察與連續思考後，我們才會有不一樣的想

法與感受：「噢……原來是一輛工程車，會不會他有急事？我有急事的時候也會希望別人能體諒我、讓著我……好吧，這次我就趕緊讓路好了。」但試想，注意力不足／過動的孩子或大人，如果沒有「連續思考」的能力，也容易只會以自己的立場與感受為出發點，不會那麼貼心或願意顧全大局。

雖然不夠體貼的特質有些類似，但注意力不足／過動症與亞斯還是有許多本質上的不同，我們用前頁的表格可以清楚區分。

社交焦慮症

社交焦慮症或稱社交恐懼症，目前常被簡稱為「社恐」，屬於焦慮症的一種，指的是對於人多、需社交，或需表現自我的場合，會出現特別強烈的焦慮、甚至恐慌。在上台、發言、被他人注視、面對權威者如主管、或與陌生人互動時會出現焦慮，甚至即使是想像這些場合都會出現預期性焦慮。

也會呈現身體症狀：如心跳加速、臉紅、冒汗、發抖、結巴、肌肉僵硬、頻尿、腸躁症等；以及認知症狀：災難化思考、自卑、懊悔等；還有行為改變：如逃避、拒絕上台或其他社交互動，甚至嚴重時會拒學、無法工作、退縮家中。

將近十分之一的人多少都有一些社恐，因為社恐者會強烈逃避社交互動，所以與亞斯症狀有些重疊。不同之處在於，社恐是因為不自主的焦慮而畏懼社交，而亞斯是因為沒興趣或是不擅長。簡單區分：社恐者雖然在人群中可能會保持沉默，但眼睛仍會四處張望蒐集社交訊息，而亞斯可能只是直勾勾、呆板地看著某個人或某個東西。

強迫症

強迫症是由強迫思考與強迫行為組合而成，例如因為怕髒的想法而有重複清潔的行為，或是因為怕掉東西而重複檢查等。強迫症與亞斯的共通點在於「固執」，且對於變動都有可能會出現焦慮。區別則在於強迫症患者的社會功能是正常的，且強迫症通常較晚出現，如青春期才發生，不會像亞斯在三歲前都已有明確症狀。

A類人格（cluster A personality）

這屬於「人格違常」的範疇，與下面會提到的「A型性格」不同。A類人格包括三種：偏執型、類分裂型、分裂型，共通點是離群、孤僻、想法偏激，甚至怪異。我個人認為A類人格與

亞斯不容易區分，應該有很大的重疊。通常A類人格者尚可通曉人情世故，只是因為討厭人或是因為偏激的想法而不喜歡交際。

A型性格（type A personality）

這是由福利曼和羅森曼（Friedman & Rosenman）兩位心臟科醫師所提出的、容易罹患心臟病的性格模式。典型特徵是完美主義、高標準、追求效率、急躁、易怒、工作狂、不知放鬆、不愛閒談或休閒。A型性格與能力強的亞斯確實有許多交集，但同樣可以用社交能力去做區分。A型人格是因為講求效率而不喜歡浪費時間社交，亞斯則是不感興趣或不擅長社交。

高敏感族群

最後來認識一下越來越受到大家所重視的高敏感族群。高敏感族群有四大特徵，包含：

一、**過度同理**：同理心過度強烈，例如看到天災人禍的新聞，情緒就會被感染而淚流不止。

二、**過度推論**：一些小線索就會聯想到許多層面。例如開會時，發現老闆看了一下手錶，就開始擔心：「他是不是不喜歡我的報告？」

三、感官敏銳：例如對於顏色、款式、音階、氣味、口味等特別敏感或擅長區辨。

四、過度依賴直覺：因為以上三項特質，所以高敏感者的直覺特別強大，且直覺也常常是準確的，導致生活、工作或互動中過度依賴直覺，有可能忽略客觀事實。

有趣的是，高敏感族群的四大特徵中，前兩者與亞斯人完全相反，後兩者則高度重疊。亞斯人不擅長同理，不擅長人際脈絡上的推論，也就是缺乏「閱讀空氣的能力」，而這些正是高敏感族群之所長。

但部分感官的過度敏銳，或是在興趣領域的強大直覺，這是亞斯人也具備的。例如天寶．葛蘭汀就曾表示其視覺能力超群，對於細節的觀察力特別敏銳；而對於畜牧相關的機械與構築，她憑直覺就知道是否行得通，且百分百準確。

最後用一個小例子，強化大家的記憶。

有兩位室內設計師，一位是高敏感者、一位是亞斯人。如果顧客說：「我心目中理想的起居室是屬於北歐風……」高敏感設計師會說：「沒問題！剛剛的交談中，我已經知道你想要的感覺。包在我身上，包君滿意。」亞斯設計師則會說：「嗯……不好意思，是否能請您在這些材質中挑選出來您想要的，這樣比較不會搞錯。」

藉由這個例子，如果你是主管，該知道如何向不同特質的同仁下達指令了吧。

以上介紹容易與亞斯混淆的數種狀況，事實上，它們不但容易混淆，甚至還有可能一同出現，例如亞斯合併過動症或強迫症等。如果還有分辨上的困難，建議尋求專業醫師或心理師的協助。

但臨床經驗告訴我，「診斷不重要，有效才實惠」，所以不必糾結於自己是否有某個診斷，或診斷是否正確。詳讀此書之後，**建構對自己獨特狀況有效的「改善機制」，才是對你最有價值的策略。**

7 亞斯與NT的愛恨情仇

我的診所位於竹科的出入口，所以服務許多竹科人。我觀察到竹科家庭有一種典型的三合一組合：憂心忡忡的媽媽、出狀況的孩子，還有就是「亞斯爸爸」。補充說明，這裡的亞斯爸爸，指的是有亞斯診斷或亞斯傾向者。

為什麼會有這樣的組合？因為亞斯通常數理能力強、專注力佳，而且特別好勝、在意成績表現，所以讀書時常常可以名列前茅。優秀的理工學歷，畢業後自然有機會被網羅至竹科的知名企業。有高人一等的學經歷、高所得、高社會地位，自然容易吸引到異性結為連理。但婚後，伴侶很快就會發現枕邊人缺乏體貼、浪漫，是個工作狂，或是咄咄逼人，逐漸成為家中的暴君，這些都會讓配偶承受極大的壓力。再加上孩子要麼遺傳到爸爸的亞斯特質，也是固執、情緒化，要麼屬於

NT，容易與老爸的亞斯特質格格不入，都有可能引發親子衝突，並讓孩子出現各類心理困擾。同樣的問題，在學者／教授、醫師、企業家、匠人／達人的家庭，也時常發生。

亞斯與NT的愛恨情仇十分複雜，依照各類排列組合，分析如下：

伴侶關係

・亞斯男與NT女

如上所述，女方受到男方優秀的學經歷、或至少有軍公教一類穩定的工作所吸引，加上長輩大力推薦，實際認識後，也發現對方老實、木訥，應該會是個顧家的好男人，所以同意進一步交往。加上亞斯男在熱戀階段體內大量分泌催產素的影響下（詳見第二十一章），常常可以「變身」為一個溫柔、體貼的紳士，更提高了自己的身價。但因為亞斯不善閱讀他人的感受與情緒，「多情女對上呆頭鵝」的場面，其實也不少見。

有情人終成眷屬後，亞斯男慢慢變回自己，NT女也發現伴侶的真面目，例如自我中心、財務分明、不會陪伴孩子、不參與家務、固執、暴躁易怒、偏心原生家庭，婆媳問題中，要麼置身事外、要麼偏向母親……種種「事蹟」，讓NT女苦不堪言，但礙於經濟、兒女、長輩與多年的情義，無法斷然割捨。

．NT男與亞斯女

受女方清秀的外貌所吸引，覺得女生沉靜乖巧、不喜交際，十分宜室宜家；或是嫻熟女工（過去年代）或具獨樹一幟的專長，令人驚豔……總之在種種因緣下，吸引男方的青睞。不過在過程中，由於亞斯女有可能是情感絕緣體，就像蘇東坡詞中的「多情卻被無情惱」，男方單相思，最終只能含恨放棄的狀況，其實也不少見。

歷經重重波折，進入朝夕相處的婚姻生活後，NT男很快會發現，妻子要麼似乎沉靜木訥過了頭，要麼不知變通、固執強勢，在生活方式與親子教養等問題上很難達成一致，讓婚姻關係陷入危機。馬醫師的原生家庭即屬於這樣的配置，小時候不了解父母為什麼總是吵架，從事精神科之後才發現「NT男配亞斯女」是真正的主因。

．亞斯伴侶

這也很常見，因為與NT互動怎樣都格格不入，所以最終遇見同樣具備亞斯特質的另一半時，發現相處起來單純許多，很容易一見如故；或是遇到有同樣嗜好或專長的發燒友、達人，自然會彼此欽慕，越走越近。我曾看過同樣熱衷宗教的亞斯伴侶，也有同樣專精學術的亞斯學

者夫妻，琴瑟和鳴，大體上相處融洽。但前面說過，「同為亞斯、光譜各異」，彼此看不慣對方的興趣、價值觀與生活習慣，勢同水火的亞斯伴侶也不在少數。

親子之間

．亞斯父母與ＮＴ子女

傳統家庭中，父母對於孩子的心理發展，各自扮演不同的角色。一般來說，孩子從母親身上學到「人情」，從父親身上認識「世故」。如果母親為亞斯，有著正常依附需求的ＮＴ孩子常無法從母親那兒得到足夠的關愛與情感交流。這會讓孩子十分孤獨，對人性失望，甚至可能在青少年時出現憂鬱、自我厭惡，乃至自我傷害的行為。

更為常見的情況是父親為亞斯。如果是溫和、木訥的亞斯還好，最多是孩子嫌棄父親古板、不夠靈光。但如果是咄咄逼人、暴君型的亞斯，那麼ＮＴ孩子的成長過程，就會飽受批評、否定、過度指導，甚至體罰、家暴，容易出現焦慮、憂鬱、沉迷網路、拒學，甚至產生逃家、吸毒、加入幫派等行為問題。女生由於在成長過程中，無法經歷正常的「戀父期」（指幼兒園到小學低年級階段對於父親的崇拜與愛戀），未來容易出現情感、性別取向或性別認同等問題。

‧亞斯父母與亞斯子女

由於亞斯的高遺傳性，這也是很常出現的狀況。前面說過，亞斯之間如果不是志同道合或生活習慣一致，常常就會互看對方不順眼，出現「亞斯為難亞斯」的老戲碼。再加上彼此都無法正確察覺對方的想法與感受、溝通技巧拙劣、缺乏耐性，且都擁有固著的思考與行為模式，導致大小衝突不斷，甚至反目成仇。

‧NT父母與亞斯子女

大約有一成多的亞斯不是來自於遺傳，所以他們的NT父母常會一頭霧水，不知孩子為何與眾不同。如果是第一胎，甚至有可能無法早期察覺異常，以為大多嬰孩都是如此，因而延誤診療。甚至發現孩子小小年紀就可以分辨汽車廠牌、背出各種恐龍的名稱，甚而對於捷運路線瞭若指掌，還會有一些沾沾自喜，覺得孩子天資過人。及至長大後，逐漸感受到孩子固執而不知變通、適應能力不佳、對於改變無法接受、情緒表達強烈、感官過度敏感或過度遲鈍等，常令父母不知所措。若此時還是缺乏警覺，以一般的方式繼續互動及教養，可想而知，必定會衝突不斷，父母也會十分挫折。

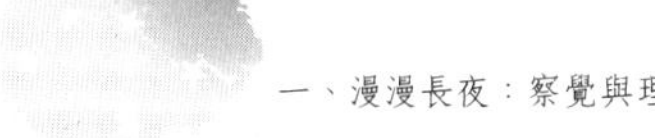

職場上

·亞斯老闆與NT下屬

亞斯人因為優異的天賦、認真的態度，很有可能平步青雲，成為主管或是老闆。但專業能力強不見得代表領導能力佳。高標準、完美主義的主管常認定：「我做得到，你們也該做得到！」會顯得咄咄逼人，甚至常常落入氣急敗壞的情緒，容易大失人心，導致兩敗俱傷的局面。或是憨厚、木訥的亞斯主管，不擅長察言觀色與「閱讀空氣」，被結黨營私的屬下或狡詐的客戶耍得團團轉，出狀況時，必須背黑鍋、下台，甚至負擔連帶責任，這也是亞斯主管常遇到的困境。

·NT老闆與亞斯下屬

這在技術部門常常見到。如果你是NT主管，但不懂得底下亞斯工程師的性格特性，常會被一些情境搞到抓狂，例如說話不懂禮數、辦公桌雜亂不堪、交辦事項未被清楚理解等。相對地，如果NT主管能認真學習亞斯相關知識，了解亞斯的好惡與強項、弱項，因勢利導，趨吉避凶，你會發現擁有忠誠、心思單純、認真、肯吃苦的亞斯好伙伴，是自己職涯的最棒助力。

・亞斯團隊

如果團隊中大多都是亞斯人，光想像就是一幅有趣的畫面。有可能大家志同道合、目標明確、奮勇爭先，不需花時間去培養感情或聊八卦，工作效率卓越。另一方面，因為亞斯人性格與習慣各異，看不慣彼此、固執己見、不願配合其他人的做事方式，也可能讓亞斯團隊成為一盤散沙，甚至對立衝突不斷。

更需注意的是，不論亞斯或是NT團隊，都有可能出現「團體極化」的現象。如果沒有外來的意見與聲音，容易淪為一言堂，關起門來自己討論得很起勁，論點越來越偏激，決策也越來越極端。再加上狂熱的氣氛中，如果有誰膽敢發表不同的見解，有可能遭到排擠、甚至仇視，讓團體中的「良知」不敢出聲。二戰時，日本政軍菁英分子居然做出「偷襲珍珠港」的決議，招惹比自己強大數十倍的美國，可說就是典型團體極化的結果。如果你是團隊的領導，切忌讓團體出現歌功頌德、一窩蜂、一言堂的文化。例如迪士尼在團隊中會分配「夢想家」、「實踐家」與「批評家」，每位同仁還可以輪流扮演不同的角色，體驗從不同角度看待事情並發表觀點，就是很棒的做法。

本章練習 分辨身邊的亞斯、亞斯傾向者、NT及大NT（對於關係與情感特別感興趣或特別依賴的人），並記錄下每個人的特質。思考一下如何與其相處。

8 幾個情境，測試自己有多亞斯

想要知道自己是否有亞斯，以及亞斯的程度是多少，最正確的方法，是尋求在這方面學有專精的醫師或心理專家的評估。此外，也有專門的量表，可以測出兒童／青少年或是成人的自閉／亞斯程度。如果是自己嘗試初步了解，可以上網搜尋「亞斯伯格成人量表」[1]。你可以看到一個五十題的自填表單，填完後就能夠大致知道自己的亞斯程度。這個測驗最高得分是五十分，根據研究發現，80%的亞斯個案分數會大於三十二分。

不過要注意的是，如果你的分數低於三十二分，也不見得代表就沒有亞斯，因為很有可能是你答題不老實、總是挑「標準答案」回答，或是你已經「社會化」。例如現在五十歲的我，作答起來是十九分，因為長年心理領域的學習與歷練，我早已熟稔人情世故。但如果是以二十歲出頭、大學時期的我來回答，可以達到三十六分。

這不是一本硬邦邦的學術著作，甚至也不算科普書籍。我們講求的是有趣、實用。所以在這裡，我給大家兩個比較輕鬆的方法，來了解自己或你所關心的人的亞斯程度。

恩提覺得你會怎麼說？

首先，讓心情平靜下來，然後閱讀這個情境題：

有一天，你和一位NT好朋友恩提走在路上，遠遠看見你們共同的另一位朋友阿花向你們走來。

你發現阿花今天穿的衣服花花綠綠很不合適，你就小聲跟恩提說：「喂……你看阿花今天穿得好土喔……」你笑，恩提也點頭竊笑，表示同感。

阿花越走越近，看見你們兩個，很高興地與你們打招呼說：「哈囉！兩位好！你們覺得我今天穿得如何？」這時恩提望向你，你猜，**恩提覺得**你會怎麼說？

請先想一想，再翻閱答案喔。

1.「亞斯伯格成人量表」：https://ooopenlab.cc/quiz/WKDXgoHwVLn8h1gsYrKc。掃描進入：

・**【答案一】恩提覺得你會回應小花說：「嗯……你穿得很土。」**

如果這是你的答案，表示你是滿典型的亞斯。因為亞斯一向直來直往，所以剛剛怎麼對恩提說，現在就會如何對小花說，不該、也不能容許前後不一致的狀況。

但這樣心直口快的缺點是，小花勢必會因此傷心難過，你們的友情也將面臨極大的考驗。如果你一向如此，你會發現身邊的人都傾向逐漸遠離你。

・**【答案二】恩提覺得你會回應小花說：「嗯……還不錯。」**

這個答案不錯，在ＮＴ的社交世界可以算是七十五分。這樣回答的好處是符合禮節，不會傷小花的心。但是它的壞處則是：一、有可能害到小花，因為小花可能會認為這樣穿是ＯＫ的，以後就常常穿這樣出門，導致大家的恥笑。二、我說謊了，前後不一致，這是許多亞斯人不能接受的事。

那麼，會有更合宜、分數更高的答案嗎？

・**【答案三】恩提覺得你會回應小花說：「我覺得滿符合你的風格與特色的……但是有些人可能會覺得怪怪的……」**

這個回答可以說是九十分，因為它面面俱到：既沒說謊，又對小花有所肯定，且可以善盡提醒的責任。

我們討論完了嗎？並沒有喔……因為還有一種更有意思的回答，最可以體現NT世界的複雜與奧妙。

・【答案四】恩提覺得你會回應小花說：「醜死了！趕快回去換一換啦！」

咦？不是和答案一差不多，心直口快而得罪人嗎？

No、No、No，這裡面蘊藏了一個天大的不同……那就是「你們的交情」！

你有沒有注意到，交情非常深厚的朋友，彼此間的互動是非常「直接」的。什麼「白痴」、「豬頭」、「花痴」、「綠茶」……都可以直接脫口而出，沒有什麼顧忌，對方也會自動將其視為親密的表現，越粗俗、越直接，表示我們交情越深呢！

如果你的回答是答案三或是答案四，表示要麼你屬於NT，要麼你是已經社會化的亞斯。如果你的答案是一或二，建議一定要詳細閱讀此書，將有助於你突破盲點、避開地雷，讓自己可以優游於複雜多變的NT世界。

不同的心智與思維模式，產生不同回應

最後，大家有沒有注意到，為什麼我詢問的是「恩提覺得你會」如何回應？因為這涉及解釋自閉與亞斯的一個知名學說：心智理論（Theory of Mind）。

簡單來說，如果一個人具備基本的心智能力，就能本能地理解、推論，預測自己和他人的內在心理（包含感受、好惡、情緒、想法、需求等）與外顯行為，再透過這個能力來監控及調整自己的言行，以得到好的感受、形象、關係與社會適應。

所以說心智理論就是透過察言觀色，理解自己與他人的內心運作，並完成合宜的人際互動之能力。其中「理解內心運作」，可以依序分為幾個層次：

「層次一」是理解自己的需求與想法。

「層次二」是可以揣摩他人的想法，例如：「小明這次考試出乎意料地沒有及格，他應該會很難過。」

「層次三」是揣摩某人對於第三者的想法，例如：「我覺得小林也會同情那個無家可歸的孩子。」莊子與惠子「子非魚，安知魚之樂？」的辯論，也屬於層次三的心智。

中度以上的自閉與亞斯，或是其他精神疾病，例如思覺失調症、躁鬱症、重度憂鬱症、失智

症、腦損傷等患者，甚至是一般人在強烈情緒下，會連層次一，也就是自己的想法與需求，都無法明確得知。例如明明是疲累或肚子餓，卻以暴怒來呈現；明明對父母仍有依賴，言行卻表達出拒父母於千里之外。

功能較高、較理性的亞斯人，可以輕易達到層次一的心智。但層次二，也就是了解其他人在想些什麼，可能就不見得做得到了。至於層次三，如果要靠本能來理解，對於亞斯人來說更是難如登天。

怎麼辦呢？我們後面會介紹，**擴充你的「資料庫」**可能是最好的方法。

接下來，藉由更多的狀況測試，讓大家熟悉亞斯與NT不同的心智與思維模式。你可以把自己習慣的回應圈起來。

【狀況題一】老婆雙手提著大包小包的東西進門，氣喘吁吁地說：「累死了，真重……」

坐在沙發上的你會——

・**回應一**：「誰要你買這麼多東西？」（皺眉。）

・**回應二**：「看起來確實是滿重的。」（坐著不動。）

・**回應三**：「辛苦了，我來幫你拿進去。」（起身協助。）

【狀況題二】小學三年級的孩子和你說：「爸爸，這次數學我考了九十二分。」

你會——

・回應一：「九十二分？怎麼不是一百分？」

・回應二：「哪幾題錯了？考卷拿給我看看……」

・回應三：「哇！你很棒，說給爸爸聽你是怎麼辦到的。」

【狀況題三】同事和你說：「這個月我特別認真工作，但昨天的會議中，老闆還是覺得小李表現比較好……」

你會——

・回應一：「好了，別抱怨了，說這些又有什麼用？」

・回應二：「客觀來說，小李也有他的過人之處。」

・回應三：「我也有發現裡面有些不公平……真是難為你了。」

【狀況題四】密友和你哭訴說：「我真的快要崩潰了……他竟然背叛我！」

你會——

・回應一：「你先冷靜下來好嗎？被你吵得我的頭也痛了。」

・回應二：「早就跟你說這個人有問題，你都不聽……」

・回應三：「怎麼會這樣？太可惡了！」

【狀況題五】媽媽提醒你說：「不要滑手機了，有空去打打工，或是參加職訓學習一技之長，不然出門運動一下也好……」

你會——

・回應一：「煩死了……整天唸唸唸，閉嘴啦！」

・回應二：「還說我？你以為我想這樣嗎？你又有多好？你有出去工作嗎？你還不是當家庭主婦好多年？」

・回應三：「媽我知道，謝謝你提醒，但我最近真的提不起勁……你放心我沒事、別擔心，再給我一些時間好嗎……」

【解析】

・**回應一居多**：亞斯或糟糕的ＮＴ。

・**回應二居多**：亞斯或過度理智的ＮＴ。

・**回應三居多**：完成社會化的亞斯或貼心的ＮＴ。

藉由這些例子，你是不是更進一步了解亞斯與ＮＴ心智的差異性？這份「了解」十分珍貴，了解可以提升你的「覺察力」，而覺察力正是邁向「改變」的第一步。

也許你會發現，屬於貼心的回應，都會涉及「同理」這項能力。什麼是「同理心」？如何建構自己「深度同理」的能力？我們將在後面的章節帶你一探究竟。

二、曙光乍現：迎向改變

9 馬醫師的亞斯色彩有多濃？

如果想知道自己或是他人的亞斯色彩多濃，除了上一章提到的諮詢專家、填答量表或是情境判別，馬醫師在這裡提供一個不那麼學術性的、更為「視覺化」的評估方式。

把你認識的人選取一百位，其中一半偏向於ＮＴ，一半偏向於亞斯。然後從「最純的ＮＴ」到「最純的亞斯」一字排開並編號，那麼1到10是最純的ＮＴ，10到50都可以稱作「泛ＮＴ」；100是最純的亞斯，90到100是符合疾病診斷上的「亞斯伯格症」，50到90則是濃度不一的「亞斯傾向」。

純NT
10
泛NT
50
亞斯傾向
90
亞斯柏格症
100

以這樣的標準，可以將身邊的人一一放到合適的位置上。例如我媽媽是八十五分、我外公是七十五分、爸爸是四十分、太太是二十分，四個兒子則是位於三十到七十分之間。

那麼，馬醫師是幾分呢？我覺得小時候、渾然天成的我大概是七十分，中年後的我則是五十五分。

從小顯現的亞斯特質

從小我就顯現不少亞斯特質，例如固執、易怒、親疏不分、不喜歡與人互動等。

例如大約是五歲的年紀，有一次隨著家人去河邊露營，一位陌生叔叔大喊：「我抓到蝦子了！」我居然就跑過去說：「給我！給我！」結果對方一頭霧水地問：「為什麼？」

記得大概是小學中年級時，有一次父母從外公外婆家回來，帶回老人家給我與哥哥一人五百元的紅包。父母請我們打電話向外公外婆問候及道謝，這十分合理，但我因為不想講，就大發雷霆……最後紅包也不要了，將五百元送給哥哥，叫哥哥幫我講就好。

國中時，有一次自己去河邊釣魚，一位爸爸指責他的孩子，叫孩子不要在旁邊玩水，把魚都嚇跑了，我居然暴怒說：「這河是你一個人的嗎？」對方尷尬地說：「嗯……我沒有在說你……」

再來就是我對於他人話語的理解都是用自己的角度，所以常常鬧笑話。一次父母閒聊中提到

「吃醋」，我下次隨家人去餐館就拿起桌上的醋使勁喝。還有一次是老師說到「無功不受祿」，我腦海中就一直出現疑問與畫面：「這個蜈蚣與鹿到底是什麼樣的關係？」

有一句話，困擾我很多年。因為身高較高，國中起，常常有人看到我就會說：「啊！你好高，可不可以分給我幾公分？」

這句話令我十分尷尬，甚至夾雜了不少的憤怒！因為我會覺得：一、我的身高憑什麼要分給你？二、為什麼一個大人會講這麼不符合科學的話？一個人的身高要如何分給別人？（對，我們亞斯就是習慣這麼理智來看事情。）

我直到大學，才體會出這是一句玩笑話。直到學了心理學，才知道這句話該怎麼回應。因為心理學說，80％以上對話的目的都不是「溝通事情」，而是「聯繫情感」。所以對他人話語不該以「我想說什麼」或「說什麼合理」來回應，而是要回歸到對話的真正目的。所以現在的我會這樣回應這句話：（面帶微笑）「好啊……你想要幾公分？我切給你。」（在腿上比畫出誇張的切割動作。）這樣對方會笑，我也會笑，對話的真正目的「熱絡氣氛」就達成了。

你看，對一般NT來說自然而然的感受、理解與回應，我必須要經過多年的挫折、分析、學習、領悟與練習，才能做出合宜的反應，是不是有些不可思議？

怕吵，搭帳篷住在宿舍樓頂

還有就是獨特的興趣和嗜好。例如在小學低年級時，我就喜歡「往高處爬」。我們家是住在類似眷村、一律平房的學校教職員宿舍，一有空我就會先爬上自家的門框，小腿彎曲倒掛在門框上方的橫板一會兒，模仿蝙蝠在休息。第二關則是站在紅磚牆上，順著牆頭走到屋頂。接下來才是每天真正的冒險：挑戰從A家屋頂走到B家的屋頂，或是從C家屋頂走到D家屋頂。奇特的是，我被鄰居罵過不少次，但從未因此被父母責備，你就知道父母對於我的寬容。當然這是一個極度危險的錯誤示範，現在的孩子很難體驗到這種「樂趣」。

我還養成其他孩子不太會有的興趣和嗜好，包括幼兒園到小學時的摺紙（最後可以摺出十二生肖）、中國結（最後可以打出「囍」字、「福」字等高難度造型），以及從高中到大學時的氣功與靜坐等。

噢！還有一個現在想想都不可思議的「事蹟」，就是大學時住宿舍，因為怕吵，我最後居然實行了一個超另類的解決方案：「在宿舍樓頂搭帳篷」！冬冷夏涼、極度安寧，無人打擾，就這樣住了幾個學期。期間還曾經驚動校方而被約談，但結束後依然故我。

亞斯帶來的紅利

其實我應該算是亞斯特質的受益者。因為亞斯帶給我的障礙不多，最多僅是被同儕視為異類，但亞斯帶給我的紅利，卻是源源不絕。其中最棒的，就是無與倫比的專注力與持續力。

我在小學的年紀幾乎就已經讀完東方出版社幾十本的歷史故事叢書，拼積木、做模型總是不眠不休，一氣呵成。課業方面，從來不用父母催促寫功課或考前複習，反倒是常被父母提醒該休息了。

第二就是好勝心。

對我來說，九十五分與一百分就是地獄與天堂的差別，害怕失敗、自我要求高。記得小三的時候，調皮摔斷左手臂，整個學期大半時間都請病假未上學，但我還是堅持「自學」，在期末考考了全班第一名。

當然，這個特質也會帶來許多痛苦，例如國二被轉到「好班」後，高手雲集讓我一直有喘不過氣的感覺。到了高中更挫折，因為被分到資優班，班上都是北台灣最強的菁英；我如何努力，成績都只能落在後半段，甚至數學曾經考過二十分……直到現在，我都還常做考試一題都不會的噩夢。

第三就是「切割」的能力。

記得大學時，初戀女友因為一些事情選擇離去。我為此深受打擊，打電話給她說：「我很想你，日子過不下去了……」結果，女友居然回說：「屁啦！我看你還是過得好好的，都還能拿書卷獎（醫學系一百二十人中的前六名）。」我一時無語，對女友說：「這……很奇怪嗎？」仔細回想，確實即使心情再不好，只要打開課本，我就能回到新奇、有趣的醫學世界，讀到欲罷不能。

這可能一方面來自於亞斯帶給我的自我中心與專注力，另一方面則是我有心理學所謂分明的「邊界」。「自我」與「邊界」是不論亞斯或NT如果想要強大，都需建立好的兩大心理基礎。

回顧一路走來，亞斯特質算是我堅實、可靠的好伙伴。我也很幸運在成長過程中，在保留亞斯優勢的同時，又有許多機緣可以將亞斯的稜稜角角磨到圓滑。後面的章節，我也會和大家分享自己的亞斯社會化之旅。

本章練習 運用本章的標準，給自己與周遭的人打個分數。找一到兩個要好的朋友或家人，介紹何謂NT與亞斯，並向他展示本章開頭的圖表，邀請他也用同樣標準給你以及共同認識的人打分數，之後比較彼此的差異並一同討論。

10 亞斯特質從何而來？如何影響你？

關於亞斯的成因，目前已經逐漸撥雲見日，露出一些端倪，但也仍有許多未解之謎。其中較無爭議的、自閉／亞斯最主要的成因，就是「遺傳」。

遺傳的觀點

八成以上的自閉／亞斯，都可以在有血緣關係的親人中，找到輕重不一的類似者。常見的狀況是如果孩子為自閉／亞斯，那麼你就會發現父母至少其中一人為亞斯。如果父母都有這方面的傾向，那麼就容易生出症狀更為顯著的自閉兒。

從另一方向來看，你會發現某些家族的成員特別會讀書，特別容易出學者、工程師、工匠、音樂家、企業家等，這也可以由遺傳來解釋。仍需強調的是，因為亞斯的光譜特性，所以同為亞斯，特質卻有可能大不相同。例如有許多優秀的爸爸堅決不同意學習出現落後的孩子為亞斯，一口咬定孩子是偷懶、逃避。他沒看到的是他們的固執性是一致的，只是爸爸固執於工作，孩子固執於自己喜歡的事物。

那麼到底是什麼在遺傳？目前已發現至少有十多個候選基因，所以它並不是單一基因造成的疾病，而是多個基因複雜的交互作用下所呈現的綜合結果。這就可以解釋亞斯的「光譜」特性：同一個家族的亞斯患者，彼此之間不論嚴重程度或是主要症狀都未必相同；比如說有的人可能害羞、封閉，有的人則是呈現出過度分享、衝動、易怒。

除了基因有十分大的決定性，這二十多年來，關於「表觀遺傳」（epigenetics）的研究，讓整件事情變得更為複雜。

表觀遺傳指的是除了DNA本身，其他因素也可以影響基因的表達，而且更神奇的是這樣的表達也具備遺傳性。例如父母曾經經歷饑荒，有可能孩子對於營養的吸收能力就會大增，導致肥胖與代謝症候群的機率上升。因為從基因到表觀遺傳的作用機制十分複雜、多變，且基因之間又有大量的相互影響，所以目前基因學的發現仍無法做為精準預測或治療的依據。況且，這些導致自閉／亞斯的基因，也非常有可能是讓人願意鑽研艱深、冷僻的知識與技能，成為科學家、發明家、學者、工匠達人的基因，在人類歷史中對於文明的進展貢獻卓著，所以不該將其視為障礙，欲除之而後快。

腦科學的觀點

天寶．葛蘭汀在其《我的大腦和你不一樣》一書中指出，腦科學的影像研究發現，自閉／亞斯族群的大腦結構確實與一般人有所不同。簡單來說，他們的大腦「局部連結」很發達，但「跨區域連結」卻發展得不是很好。

「大腦局部連結很強」這件事，表現在單一或少數技能特別強大，例如數學、機械、記憶、圖像思考等；也可以解釋亞斯朋友在自己有興趣的領域上，常常會「一門深入」，甚至可以輕易成為達人的原因。而「大腦跨區域連結很弱」則反映在人際互動與適應能力不足上，因為這些能力需要前後、左右、上下等大範圍大腦之整合運作。

再來是大腦中一種「鏡像神經元」的功能缺乏。鏡像神經元廣泛分布在大腦的感覺與運動皮質，讓我們能體驗及模仿他人的表情或動作，藉此可以預測別人的內在感受以及接下來的行為，也和我們能不能對別人「感同身受」有關。缺乏鏡像神經功能的孩子，不易出現情緒共感（如看到別人笑，也跟著一起笑；看到別人打針，也跟著一起痛），甚至對於別人的臉孔都沒有興趣，也不常有眼神接觸。到了半歲到一歲之間，不會發展出正常的「親疏之分」，例如媽媽離開會焦慮、陌生人抱會害怕等。

由於鏡像神經元功能障礙不一，也導致亞斯人的「同理」缺失或極為不均等。因為「同理」是NT世界極為重要、也許是排名第一的重要能力，所以相關描述及如何因應是後面章節的重點，也是亞斯人的終身課題。

亞斯人腦功能的與眾不同，還會反映在「感官功能」上。天寶・葛蘭汀不只一次強調，亞斯人的障礙與情緒，常常來自於感官的過度敏感或過度遲鈍；甚至亞斯人的強項，也常來自於感官的特殊運作，這在後面的章節也會特別介紹。

以上問題都是先天的，總給人一種無奈的感覺。那麼接下來，我們來看看幾種**後天可以改變，而且是不斷在重新塑造的能力。**

大腦的迴路，決定你是誰

以大腦結構來說，我們每學會一個技能或建構一項特質，都會在大腦裡面形成一個「迴路」。這個技能越熟練或特質越顯著，它的迴路也會跟著越來越強壯。

你可以想像大腦迴路就像電線或電纜一樣，所謂「變強壯」的意思是：第一，它的口徑會變粗，也就是參與的神經元與神經元之間的連結都會變多；第二，它所占用的資源也會變多。我們的頭殼是硬的，大腦裡的空間也是有限的。當某些迴路變粗壯，就會占據掉有限的空間，這時候其他比較少用的迴路就必須被修剪掉，以便讓出更多的空間。除了空間之外，我們也要考慮到大腦所需的資源。腦細胞運作時，會消耗大量的葡萄糖、氧氣和其他養分。當某些迴路變得發達，占據更多的資源後，其他比較少用的迴路就必須被修剪掉，以便讓出有限的資源。

你能想像嗎？我們的大腦裡其實每天都在上演激烈的「空間與資源爭奪戰」。這也代表著，**每個人的大腦都是「用進廢退」的——常用的能力與特質，它們的迴路會被強化**，而比較少用的迴路則會逐漸弱化、甚至完全消失。

這是個壞消息，同時也是個好消息。壞消息是，假設你常煩惱你的煩惱、堅持你的堅持，或者常常沉迷在你喜歡的事物當中，那麼這些迴路就會變得異常強大，排擠掉其他也許更重要的功能迴路。比方說語言與非語言的溝通能力，或是人際規則的洞察力等等。

而好消息則是，無論起點有多艱困，只要我們訂定目標並不斷嘗試，大腦是真的可以建構出嶄新迴路的。也許一開始這個迴路只是細如髮絲，你做起來會覺得很卡、很不習慣，但只要能持續去嘗試和鍛鍊，假以時日，它也能逐漸變成強壯的主流迴路。

舉個我自己的例子吧！看到研究顯示「常使用非慣用手，可以改善憂鬱症狀」，我也嘗試用左手開車、刷牙，甚至是打籃球。雖然一開始很不習慣，但是一段時間後居然也慢慢熟練了，有些事情，例如投籃，左手甚至可以做得比右手更好！

各位也可以回想一下，你的生活中有沒有類似的經驗。

而且這裡還有個很特別的地方，那就是**強壯的迴路就像黑洞一樣，會把我們的注意力引導過去、快速做出反應，也就是會形成自發的「反射動作」**。

這是什麼意思呢？假設有個喜歡游泳的人某天不小心掉進水裡，因為大腦裡有著強壯的游泳迴路，所以會讓他即使驚慌，手腳仍反射性地在水裡划動，幫助自己浮起來。但腦中沒有游泳迴路的人就很難做到，自然會陷入驚恐之中，胡亂掙扎而溺水。

所以大家常說「習以為常」或是「習慣成自然」，背後是有科學依據的喔！

想像一下，經過持續的練習、逐步建構強固的迴路，之後再度遇到人際上的難題時，如果都可以「自然而然」、不假思索地用最合適的話語及行為來回應，這對天生人際弱勢的亞斯朋友們來說，將會有多大的幫助！也因此，我真心建議大家**試著拋開「自己無法改變」的想法**，跟著本書的說明一步一步練習看看。搞不好哪天當你回頭望時，會發現在不知不覺中，「輕舟已過萬重山」，問題早已迎刃而解了喔！

突觸與神經傳導物質

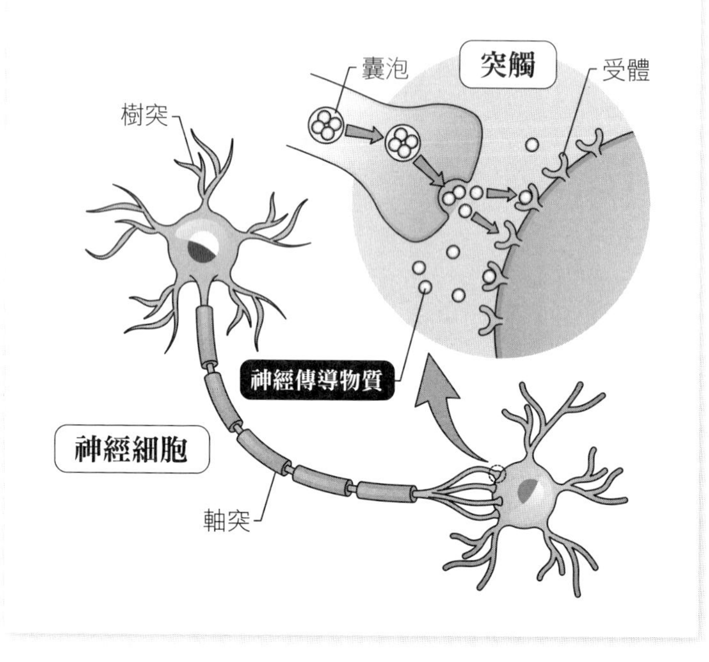

訊息使者：神經傳導物質

熟悉迴路理論之後，我們來具體了解一下迴路的樣貌。每個神經細胞都有許多長長的觸手，其中最長的一條叫作「軸突」，負責把神經訊息傳出。其他較短的、數量可達上百根的突起叫作「樹突」，負責接收其他神經細胞軸突傳入的訊息。軸突與樹突相接的地方叫作「突觸」，細胞與細胞之間在此靠一些小分子相互溝通。

負責神經細胞之間溝通的小分子，就稱為「神經傳導物質」（neurotransmitter）。我們的七情六欲，充其量都只是神經系統中的小小分子在濃度上的高低變化。人類雖然貴為萬物之靈，但其實一生都在被一些微不足道的小分子牽著鼻子走……所以真的出現負面情緒的時候，我還是奉勸各位要看開點，別對自己的感受太認真了。

．血清素（serotonin）

其中，血清素主要負責帶來「平靜」的感覺。

如果血清素功能不足，就會出現平靜的相反，也就是焦慮、煩躁、易怒、固執、鑽牛角尖、重複行為等，是不是與許多亞斯人的特質相仿？

需要提醒的是，血清素功能異常的問題是不分亞斯、ＮＴ的，普遍存在於人群之中。例如你的先生特別沒耐性、暴躁易怒；孩子上台容易緊張得說不出話；你有潔癖，從外面回到家都會消毒半天……這都可能來自於血清素功能不足。換算成精神科的診斷，包含憂鬱症、焦慮症、恐慌症、強迫症、自律神經失調、經前症候群等，都有可能是血清素功能失調所造成。

血清素在體內的化學反應往下走兩個步驟，就會成為大名鼎鼎的「褪黑激素」（melatonin）。褪黑激素掌管睡眠品質，所以不難想像，心情與睡眠有高度相關，因為這兩者的主要調節物質是上下游產物。

另外，血清素功能不足時，還有一個現象就是「欲望」無法控制，所以可能出現暴食症、購物狂、賭博成癮等問題。性成癮者與性侵慣犯，也可能是血清素功能低落所造成。所以說，要記憶血清素的功能，可以想像一位「修道者」的形象：清心寡欲，心平氣和。

除了血清素，還有兩個與情緒及性格息息相關的神經傳導物質，就是「多巴胺」與「正腎上腺素」。

·多巴胺（dopamine）

多巴胺讓人產生喜悅感、回饋感與成就感。

想像帶著一群孩子去爬山，有些孩子一路興致盎然，看到昆蟲、花朵、美景都非常開心。等到了山頂時，這群孩子會十分興奮，甚至開心地又叫又跳，大喊：「Ya！我征服一座山了！」為什麼會這麼開心？因為多巴胺大量分泌，讓這些孩子充滿成就感、回饋感，體驗到心理學家馬斯洛所說的「高峰體驗」。而這美好的體驗，也讓孩子樂於接受更難的挑戰。這群孩子很好帶，只要丟出問題或挑戰給他們，他們就會「迎難而上」。

至於另一群孩子，你會發現他們一路上抱怨連連，不是嫌腳痠，就是說流汗不舒服。等到了山頂，他們會說：「唉……白茫茫的一片，什麼都沒有嘛！拜託下次不要再辦這種活動了……」為什麼會這樣？因為他們的大腦不太分泌多巴胺，所以沒有滿足、喜悅的感受，只會體驗到過程中的痛苦與辛勞。可想而知，下次遇到有挑戰的事情，他們通常會選擇「知難而退」。

很難相信吧！小小的神經傳導物質，竟然可以如此大幅度決定人們的性格！

・正腎上腺素（norepinephrine）

最後一個重要的神經傳導物質是正腎上腺素，它掌管人的能量與專注。

你可以想像一位獵人，發現遠方出現一頭鹿，獵人彎弓搭箭，全神貫注地盯著獵物。此時鹿發現不對勁，趕緊逃跑，獵人也拔腿狂奔，緊追在後，毫不遲疑與拖延。同時兼具能量、專注與行動力，這就是正腎上腺素的功勞。

但如果正腎上腺素分泌過多，也會造成下一步產物「腎上腺素」的增加，導致交感神經功能過度亢奮，出現心跳加速、心悸、呼吸急促、血壓上升、冒汗、手抖、肌肉緊繃等自律神經失調症狀。所以說「過猶不及」，這些神經傳導物質都是遵守「中庸之道」，剛剛好就好，太多或太少都會製造麻煩。

有沒有發現，馬醫師記憶這些醫學知識，都是使用「圖像」的方式：用「修道者」記憶血清素的功能，用「爬山」記憶多巴胺的功能，用「獵人」記憶正腎上腺素的功能。這也是我在醫師國考及公職醫師高考都能榮獲榜首的原因。「圖像思考」是大多數亞斯人的專長，在學習新事物、甚至突破亞斯罩門時，都可以多加應用。（關於圖像技巧如何協助人更正向、更快樂，可以參考我的第三本書《心靈影像的力量》，裡面有詳盡的描述。）

生理機能的調適

天寶．葛蘭汀本人即是因為十四歲開始出現強烈的焦慮、恐慌、心悸、頭痛、結腸炎等症狀，受苦二十年後，在三十四歲開始使用三環類的抗憂鬱藥物。這類藥物主要的功能為提升血清素與正腎上腺素，她在兩天後即出現非常好的改善效果（一般人通常需兩週以上），這讓她願意終身服藥。平靜、專注的生理狀態讓她可以克服對於噪音與人際互動的恐懼，全心投入事業及興趣之中。換句話說，如果沒有這一顆小小的藥丸，也許天寶．葛蘭汀最終只能向狂暴又脆弱的神經系統投降，選擇退縮家中……而你也根本不會聽聞到她的感人故事。

其他體質因素，包含發炎、氧化壓力、腸道共生菌等，都有可能影響大腦功能與發育，導致或是惡化孩童的自閉或亞斯症狀。

閱讀至此，你可以較明確地了解，**亞斯不是一種心理疾病，而是較偏向由遺傳、腦結構及腦功能失調所造成的生理疾病**。這些生理狀況，大幅影響亞斯人從嬰兒、甚至胎兒時期起的感受

（試想一個聽覺敏感的胎兒，如果媽媽愛唱卡拉ＯＫ，會有什麼結果……），加上用進廢退的迴路強化，逐步形成亞斯的各項「心理」特質。

所以說，本書雖然強調亞斯人在認知與心理上的調適，但需永遠記得，生理機轉也許是更基礎的問題。更何況，調適生理機能遠比改善根深柢固的心理狀態容易，值得一試。調節體質是馬醫師的專長，我們在後面的章節，會有更完整的介紹。

本章練習 上網查詢「亞斯的成因」相關資訊，並分析與自己或所關心的人有何關聯。記得篩選「可信的」資訊，例如由政府、學術單位、醫療單位、期刊論文、具公信的書籍／雜誌／刊物等所發布的。

11 改變的起點是什麼？

越常用的大腦迴路，越強壯

這是一個最簡單的問題，也可能是一個最困難的問題……

簡單的原因在於，你會發現在人的一生中，許多改變彷彿是「自然而然」就發生了，例如騎單車從不會到會，甚至很多人從害羞、怕生，到可以面對大庭廣眾侃侃而談，或認真讀書、減重等重大改變，也可能都是不知不覺中就做到的。這表示，改變遠比你想像來得容易。

另一方面來說，改變也是最困難的。如果你是為了自己所關心的人而閱讀這本書，你一定會對這件事深表同感。伴侶的性格、孩子沉迷手機的壞習慣、朋友的死腦筋、同事根深柢固的行事作風……即使你溫柔規勸、嚴厲責罵、軟硬兼施、用盡方法，你會發現都只是蚍蜉撼大樹，徒勞無功。更麻煩的是，處在問題中的當事人，尤其是具備亞斯特質的當事人，常常缺乏自知之明，連已經大事不妙了，都還是視若無睹，自我感覺良好。

對於自己來說也是如此。即使你已經看到自己的問題，或是已經有夢寐以求的目標，你會發現啟動改變依舊困難。孩子也想要成績進步或是在班上更受歡迎，大人也想要改善經濟、甚至賺大錢，父母也想改變自己不要再動不動就對孩子發脾氣，老闆也想要調整自己的領導風格……但是人們總是會回到自己原本的樣子，還要加一個字，是原本的「死」樣子。「死樣子」並不是貶義詞，這個「死」是「根深柢固」的意思。

如同上一章所描述的，我們的**大腦由一個一個的迴路所組成，每一個想法、每一項能力、每一種習慣，都是一個迴路。越常使用的迴路，會變得越強壯。**

以吸菸為例，每當你夾起香菸抽上一口，就是在鍛鍊你的吸菸迴路。如果一支菸可以抽上十口，一天下來十支菸，就表示你將自己的吸菸迴路鍛鍊了一百次，一年下來就是三萬多次。一個英文單字背一次一定背不下來，如果是背三萬次呢？不但背得下來，而且終身不忘。更可怕的是，強壯的迴路會像黑洞一般，將我們的注意力吸引過去。結果就是，開心也想抽、難過也想抽、精神好想抽、疲累更想抽……無論如何，先抽一口再說吧。這每一口，回過頭來又讓原本強壯的迴路更加牢不可破，你就再也無法從菸癮中脫身了。

你的想法、信念、價值觀、生活習慣，無一不是如此，背後都有著深厚的迴路在支持。也就是說，我們的現況，就是由從小到大無數逐漸根深柢固的迴路所決定。好的、有幫助的，例如每天刷牙的迴路，當然沒有問題。但是如果是不佳的習慣也形成迴路了呢？可想而知，要推翻這些固著的迴路，進而發生改變，是一件多麼困難的事情。

我以火車出軌來形容：已然脫離軌道，卡在泥巴地上的火車，即使再大力踩下油門，也只會原地空轉；不但自己動彈不得，還有可能濺得周遭的人一臉泥。更可怕的是，如果火車本身渾然不覺，以為自己還在鐵軌上，就只會自我感覺良好地繼續催動引擎，同時覺得奇怪，身邊的人怎麼都一臉詫異地看著自己……

對於火車來說，解決問題的起點顯然是「回到軌道」；但是回到軌道前，還要先能察覺「出軌與卡住」這件事。那麼對於一般人，尤其是常常卡住的亞斯朋友來說，改變的起點是什麼？有沒有那個最源頭的一張骨牌，可以讓改變自然而然地發生？

下定決心

多數人的直覺會告訴你，改變的起點是「下定決心」。至於為什麼會下定決心呢？通常是因為「痛定思痛」，也就是「我受夠了」。就像是隨著身體的成長，寄居蟹終於覺得舊有的、原本十分舒適的殼變得越來越擁擠；這個擁擠、甚至是隨之而來逐漸加劇的疼痛感，讓寄居蟹不得不下定決心換一個新殼。改變總是伴隨著痛苦，就像寄居蟹換殼——維持原狀苦，剛換新殼時不適應也苦。但過來人都知道，熬過這樣的痛苦，就能換來成長與喜悅。

再舉一個更常見的例子。小明因為貪玩，考試成績總是不理想。師長或父母常說：「你只要下定決心更認真，成績就一定會進步喔。」但是對於小明來說，現在一切安好，根本沒有什麼強烈的理由需要自己下定決心啊！直到有一次段考，小明發現班上不愛讀書、每次都喜歡欺負自己的惡霸胖虎居然考了比自己更高分！那種憤怒、羞愧的感覺，化作滾滾烈焰，讓小明痛定思痛，決心加倍用功，最終換來令自己驚喜的好成績。

銜接到前面提過的迴路理論，小明必須將這個決定反覆執行，直到形成一個強壯的迴路，就再也回不去過去散漫的狀態了……到此時，小明才是真正達成深刻的改變。

類似的例子：因為目睹父母被逼債而奮力經商成為企業家、因為身體虛弱而努力鍛鍊成為運動員、因家人生病而認真讀書成為醫師的案例，實在不勝枚舉。

問題在於，這個引發改變的「痛點」要恰到好處，不會太小而不痛不癢，也不會太過於巨大造成躺平放棄，更要切中當事人最在意的核心價值……這樣的痛點在人生中實在可遇而不可求啊！關於改變，有沒有更可靠、甚至能自己創造的起點呢？

認知重塑

心理學可說是「幫助人改變」的一門科學，心理治療的各門各派中，最致力於幫助人改變的就是「動機式晤談法」。藉由深入研究八百七十二名戒菸者，心理學家頗切斯卡與狄克萊門（Prochaska and DiClemente）於一九八三年發表「改變階段論」（Stages of Change Model）。他們發現改變其實與一般人想像的不一樣，並不是下定決心「跨出那一步」就會成功。事實上，**從完全無心改變到改變成功，會經歷「懵懂期、沉思期、決定期、行動期、維持期」共五個階段。**每一階段的當事人有其典型特徵可供辨認，針對不同階段的當事人，也有特殊的方法可以促使其邁向下一階段。五個階段間可能會進進退退，唯有走完全程，才能達成長期、甚至永久的改變。

由以上的五個階段可知，「下定決心」已落在第三階段，必須先完成前面兩個階段，才有可能讓當事人願意做出決定。其中第一個「懵懂期」更是關鍵，針對懵懂期的工作可說是一切改變的起點。

懵懂期指的是當事人懵懵懂懂，不認為改變有什麼重要性或迫切性，例如正值身強體壯，覺得抽菸又酷又帥的年輕人。咄咄逼人的老闆、過分潔癖的伴侶、投入越來越多時間於網路遊戲的孩子，都是處在懵懂期。

如何讓一個自我感覺良好、又不曾經歷顯著困頓的當事人，願意就現況做出改變？這確實是一件十分困難的事情。動機式晤談的心理學家，提供幾個方法，包含：建立關係、接納感受、鼓勵表達感受、提高個人化的動機，以及擴展對於問題與改變技巧的認知。

其中，「擴展認知」最容易理解。例如我請你吃一顆鮮嫩欲滴的草莓，正當你要一口咬下時，我轉過頭喃喃自語了一句：「這草莓好吃是好吃……只是不知道有沒有農藥殘留？」那麼，你還會不假思索地吃下嗎？不可能，因為在你的大腦中，關於這顆草莓的「認知」已經被重新塑造了。認知重塑的力量就是如此強大，可以用一句話、一段文字、一個影像，就讓一個人之後的行為發生澈底的改變。

閱讀此書的你，也正是在不斷重新塑造你的認知。這可以為你帶來強大的改變動力，甚至由此開啟截然不同的人生。更棒的是，這一切都有可能是在無痛的狀態下，自然而然就發生的喔！

接納

心理治療者的重要目標，就是幫助當事人做改變。但是回到真實世界，改變豈為易事？憂鬱的人要更快樂、焦慮的人要更放鬆、吸毒的人要洗心革面、貪玩的孩子要認真專注、過重的人要節制口腹之欲……沒有一項是容易的！這麼說來，心理治療的失敗率很高嘍？

還好，除了改變，心理師還有第二的目標……那就是「接納」！

如果無法改變，不妨重新接納。胖胖的沒關係，健康就好；不喜歡讀書也ＯＫ，找到喜歡的領域就好；憂鬱、焦慮也沒關係，接納糟糕的自己與糟糕的世界，足以重新安頓心靈……就這樣，僅花幾分鐘，問題解決。

很多人會覺得，這豈不是「鋸箭法」、阿Q的「精神勝利法」，或是按白話說就是「粉飾太平」？我們來看看人本主義心理學大師卡爾．羅傑斯（Carl Rogers）怎麼說。

羅傑斯回想起小時候的經驗：有一天他來到穀倉，發現一顆馬鈴薯在陰暗的環境中發芽了。幾天之中，馬鈴薯竟然抓緊機會，向著窗口的微光拚命生長了數呎。羅傑斯十分感動：即使毫無智慧的植物，都知道真善美的方向在哪裡，只要給予所需的光線與水氣，它就會勇敢地朝著正確的方向邁進……那麼，身為萬物之靈的人類何嘗不是如此？

所以羅傑斯說：「治療師的角色，不是做為指導者來提供解答、建議或分析，而是要展現下列三種特質，來為『自然而然』產生的改變鋪路：一、準確的同理；二、非占有的溫暖；三、真誠。」簡言之，大多數成功的改變，都是靠當事人「自己」的力量完成的，治療師的角色，僅僅是給予適當的接納與支持。

到這邊，你有沒有發現，接納與改變再也不是二選一……事實上，**「接納就等於改變」**！**接納自己、接納他人、接納這個不完美的世界。當你越接納，改變就越快發生。**眼尖的讀者，應該發現了，接納也是前面提到跨越懵懂期的重要因素之一。

12 改變可以重塑人生，更可以重新定義你是誰！

了解完下定決心、認知重塑與接納，我們是不是對於「改變」這個一等一的大事，有了更為深入的理解？別忙，因為這個主題對於亞斯與NT來說，都太重要了，我們先來看看馬醫師十分景仰的兩位心理學家的觀點，再來決定「是否要」、或是「如何來」開啟屬於你的改變……

選擇

二〇〇二年，組織行為學博士塔爾·班夏哈（Tal Ben-Shahar）在哈佛開設了「正向心理學」課程，第一年只有八名學生選修，學期中還有兩個人覺得太無聊而退選了。第二年，這堂課暴增到三百多人；到了第四年，選修人數已高達一千四百多人，成為哈佛最受歡迎的課程。各大媒體爭相報導，年僅三十的班夏哈一炮而紅。之後他出了《更快樂》這本書，相當於這二十三堂課程的精華版，熱銷全球。但較少人知道的是班夏哈的第二本書《幸福的魔法》，其中揭露了如何更快樂的真正祕密。

一個人從負向到正向、從不快樂到快樂，引發這一切改變的、最初的那個起點是什麼？

在班夏哈眼中，那就是：「選擇」。

很多人會覺得，「選擇」不就是心理學版本的「下定決心」嗎？班夏哈提出幾點不同：

一、選擇之母：班夏哈說，**知道自己是「有選擇」的、「選擇去做出選擇」，這是後續所有選擇的基礎。**確實，很多亞斯朋友過著日復一日、一成不變、機器人一般的日子。面對同樣的情境，也永遠都是一樣的反應模式，說一樣的話、有著一樣的感受與情緒，即使是卡住了也不知尋求調整。面對主管的刁難，永遠隱忍；面對孩子的頂撞，永遠以暴怒回應；面對美食無法抵擋；有空時，永遠先拿起手機……事實上，這就是缺乏「選擇做選擇」的習慣。

二、一般人認為，可以改變人生的都是關鍵大選擇，例如選擇科系、選擇職業、選擇伴侶等。班夏哈卻認為，**真正可以為我們帶來幸福的，其實是日常生活中的小選擇。**因為大選擇可遇不可求，而且一旦選擇錯誤，反而會讓人患得患失，成為不幸與懊悔的來源。相對地，我們的每一個小選擇，不但容易執行，更可以發揮滾雪球一般的效應，逐漸形成大改變。

例如每天騎機車上班的你，一出門看到天上飄著小雨，你要選擇開始咒罵，還是選擇深吸一口氣，想想下雨的好處，例如比較涼爽、水庫不會缺水等等？到了公司，看到不喜歡的同事阿強，你要選擇點頭微笑，還是皺眉轉過頭去？助理小美請你幫忙看一下電腦，你正忙著準備接下來的重要會議，你會選擇抓緊時間幫她一下，還是選擇以沒空回絕？開會時，面對主管的質問，你要選擇虛心檢討，還是選擇嘴硬辯解？

・版本一

一早出門發現下雨，你選擇咒罵這壞天氣，開啟了負面的情緒。到了公司看到討厭的同事阿強，你選擇別過頭去，不給對方好臉色，當然他也在心中問候你一家老小。小美求助時，你選擇拒絕，讓她有些失望。開會時面對主管的質問，你選擇為自己辯解，但死對頭阿強還在氣早上的事情，正好見縫插針，向主管提出你的其他疏失……結果是，在主管、在同事眼中，你的形象越來越差，自己上班也不高興，最終只能選擇黯然離去……

・版本二

因為選擇深吸一口氣、想想正向的事情，即使下雨天，你的心情也未受影響。到了公司，選擇主動向討厭的同事阿強微笑打招呼，讓對方大為驚訝，也以不錯的心情開啟這一天。面對小美的請求，因為開會時間緊迫，你答應開完會後就幫她檢修電腦，讓她十分感激。開會時面對主管的質問，你選擇虛心檢討，並向其他同仁尋求建議。原本討厭你的阿強此時伸出援手，替你說好話，同時表示自己的團隊也願意提供協助，這讓主管對於單位內的向心力十分滿意。會議圓滿結束後，你依約幫小美修好電腦，小美十分感激，介紹閨密小晴給你認識。從此，你邁向事業、愛情兩得意的坦途……

心情不好時，選擇穿上球鞋出門散步；陷入煩惱時，選擇換個角度重新思考一次；面對討厭的人，選擇和顏悅色；出門前，選擇洗個澡，再給自己一個清爽的造型……**謹慎照顧好每一個小選擇，難度不高，又可以逐步創造出人生的巨大不同**，何樂而不為呢？

改變的起點，到此似乎已經討論十分充分。這讓你躍躍欲試，想要趕緊開啟屬於自己的改變了嗎？但是別急，你還欠缺一項神兵利器，可以讓改變更自然、更順暢、更有效率地發生……且看我十分敬佩的腦科學大師丹尼爾・席格（Daniel J. Siegel）怎麼說。

反思

丹尼爾・席格具備三重身分：兒科醫師、精神科醫師及腦科學專家。他是當代將腦科學與心理學整合最為成功的學者。丹尼爾讓我們了解早年心理發展、親子關係、自我整合與人際關係背後的腦科學基礎，為這些心理學理論賦予更扎實的說服力。

・第七感的重要能力

丹尼爾的觀點中，健康的心理狀態仰賴「第七感」（mindsight）的健全。視、聽、嗅、味、觸為前五感，身體感覺為第六感，第七感則可以視為一種對自己及他人的「心靈洞悉力」，也就是感受到自己與他人內心運作的能力。

因第七感而體驗到自己、他人以及世界的深刻連結，則稱作「第八感」。可想而知，第七感與第八感的鍛鍊，對於人際能力弱勢的亞斯人來說至關重要，與「同理」這項核心能力也有深刻的關聯，我們會在後面的章節深入介紹。

大腦中主導第七感的核心在於中央前額葉（middle prefrontal regions），也就是如果我們從「印堂」往內透視到大腦可以直接看到的區域。中央前額葉掌管身體調節、同頻溝通、情緒平衡、反應的彈性、恐懼的調整、同理、洞見、道德意識、直覺這九大功能，每一項對於健康、平衡、睿智、圓融的人生，都十分重要。

丹尼爾說，改變的起點是「反思」（reflection），反思是第七感的一項重要能力，也是心靈健康（也就是中央前額葉功能健全）的主要證據。**反思指的是先停、看、聽，將注意力從外境轉向內在，經過一番分析與重整，然後才做出適當的回應。**

你可以想像，遇到一些特定狀況時，你會做出「慣性反應」，還是「反思反應」？例如伴侶一回家就衝著你發脾氣，你是會慣性化地被激起情緒、也進入針鋒相對的爭吵，還是會反思一下後，先詢問對方：「怎麼這麼生氣……今天過得還好嗎？」

可想而知，越常進入反思狀態，想法、行為，甚至性格的改變，也將變得越發自然。越能做出反思反應的人，就是越有心理彈性，也就是心理越健康的人。

與此相對的則是**「慣性反應」模式，這也正是許多亞斯人及心理困擾者的罩門。**

·慣性反應

慣性反應其實有其價值，例如學會並熟悉開車後，你再也不用思考轉彎時，必須將方向盤轉動多少角度，煞車需要在什麼時機、用什麼力道踩下……這是一種十分節省能量的大腦運作模式。**但因為感官與神經的敏感性，以及大腦的先天結構，讓亞斯人過度依賴慣性反應，變得僵**

化、甚至是固執。從小時候喜歡穿一樣的衣服、反覆聽一樣的CD、愛吃一樣的食物、堅持上下學的路線……到長大後，對於宗教、政治，或運動領域執著的喜愛或討厭。對於工作方式的堅持、對於人事物的評價、對於問題發生時的反應等，也總是一成不變。

另外，對於變動的低忍受力，也是亞斯兒童與大人的特點。例如原本計畫要去動物園，因為下雨而改去百貨公司，就會讓許多亞斯兒童抓狂且不易安撫。原本習慣安靜工作的你，如果旁邊出現一個聒噪的同事，也有可能讓你無法適應而煩躁。看到蟑螂老是尖叫、遇到美食總是無力抵抗、孩子頂嘴總讓你暴跳如雷……即使對於NT來說，這些慣性反應也是難以抵擋，更遑論反思並做出改變。

所以說，如何「以反思模式替代慣性模式」，就是邁向心理健康及優質人生的重要起點。

如何以「反思」模式，替代「慣性」模式？

先說說反思的好處，以提升大家對於建立反思習慣的好奇與動機。這裡必須介紹另一個腦科學的新概念，就是華盛頓大學醫學院教授馬庫斯・賴希勒（Marcus Raichle）發現並命名的「預設模式網路」（default mode network，DMN）。

你有注意到嗎？當我們沒有特別在做些什麼時，大腦也會有一些想法浮現或消失，這就是D

ＭＮ的傑作。ＤＭＮ是我們的大腦在發呆、做白日夢或是漫不經心地從事一些已然熟練的事情（例如刷牙或走路）時，會運作的大腦區域。可想而知，ＤＭＮ與前文所提的慣性模式有極大的關聯。

感覺起來ＤＭＮ沒啥功效，但是事實上它消耗了60－80％的大腦能量。這些不經意的想法，默默地在幕後幫我們構思出一些創意、找出一些問題的解答，甚至可以療癒過去的創傷。學生時代你一定有這種經驗，一道困難的數學題，在你發了一會兒呆時，解題關鍵突然浮現。寫作卡住時，我也常在洗澡、散步的過程中，突然迸發令人驚豔的靈感。甚至心理學家表示，ＤＭＮ中翻飛的想法與記憶，在漫漫的成長過程中，逐步構築出我們的「基本認知」，也就是我們如何看待自己、看待他人以及看待世界的基調。

所以說，如果可以不時「有意地」引導一下你的ＤＭＮ，我們就可以逐步重塑自己的基本認知，也就是重塑自己的想法、行為模式，甚至個性。這個「有意的引導」，就是丹尼爾所說的「反思」。常常進入反思狀態，可以打破既有的慣性模式，慢慢塑造出升級版的ＤＭＮ，並將反思成為你的預設模式……到這裡，你就擁有一顆充滿彈性、隨機應變的強大大腦。

由於本身的亞斯特質，過去的我也常因為執著於自己習慣的模式，吃足不少苦頭。例如小學時期發展出的學習方式，一度成為我讀書的鐵律：每個科目都必須反覆地複習四遍以上，通常是上完課後複習一次，考前重複複習三次。結果到了高中，學習量越來越大，考試內容也越來越靈活，而我仍然堅持在考前有限的時間內一定要複習三次……結果常搞到考前必須開夜車、甚至徹夜未眠，精神疲憊下，想當然考場表現也不盡理想，面對靈活的題目也毫無應變能力。

現實不斷的打擊下，最後我終於想通，問題的根源正是自己堅持的讀書方式。於是我勤於詢問班上各科目讀得最好的同學，並且到圖書館與書店查詢資料，尋覓更高效的讀書、考試方法。最終，我從書上學會了快速記憶法，可以過目不忘，顯著節省「背誦型科目」的學習時間；又從同學身上學會一種類似費曼學習法、模擬考官出題思維的準備模式，大幅改善「計算型科目」解題靈感不足的問題。最終大學聯考成績出乎意料，由此才能進入醫學系就讀。

這個經驗讓我深刻了解**打破慣性模式**、**反思後再出發的重要性**。從此出奇制勝、不按牌理出牌，成為我的一項人生哲學。如果有兩條路出現在面前，我總是會選擇那條未曾走過的。去不一樣的地方探索、學習不一樣的新知識與新技巧、以不同的內容回應同樣的話題，甚至嘗試用左手刷牙、打球……我發現，養成反思與嘗試不同的習慣，讓大腦越來越年輕、靈活，面對困難重重的世界，也越來越覺得從容……自然這也改變了我對於自己、對於他人、對於世界的看法。

反思與打破慣性模式，讓一切變得更加新奇、有趣，讓我更喜歡有彈性、充滿潛力的自己，也更喜歡這個蘊藏無限可能的世界。（如果你想更深入了解相關內容，我的第四本書《導演症候群》有更詳盡的敘述。）

讓改變成為一種享受

我們用了兩個章節篇幅，讓大家了解改變的重要性以及啟動改變的方法，希望提升大家改變的動機，打破「僵化」這個多數亞斯朋友們的大罩門。

也許你會發現，改變的源頭到底是什麼，是痛點？是決心？是擴展認知？是接納？是選擇？還是反思？其實這是一個開放題，沒有標準答案。也許在改變發生之後，你才會發現專屬於你的、那個推倒第一張骨牌的改變起點……而這也將成為你獨一無二的人生最美妙、最有價值的回憶。

改變對事物的定見，改變學習的方法，改變日常生活習慣，改變工作的流程，改變與家人、孩子的互動模式……我們一起讓改變成為一種享受吧！

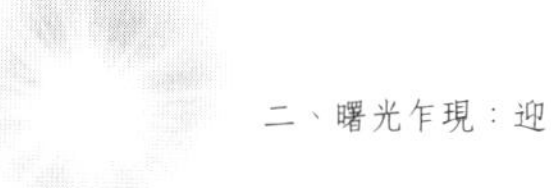

本章練習　結合以上兩章的內容，在書中空白處寫下：自己最想改變的事情是什麼？其他人最希望我改變的是什麼？以及各項改變的契機是什麼？至少描述三項以上。

13 亞斯的「感官危機」與「感官樂園」

・**【案例一】**老闆宣布開始一場緊急會議，大家把握時間七嘴八舌地發表自己的看法，小王身處其中，越來越緊繃、煩躁。終於，當老闆指向小王、請他發言時，小王竟然昏倒在地……

・**【案例二】**阿勝順利進入心目中一流的園區大廠工作，不到一個月，卻無奈地被辭退，黯然離場。大家百思不得其解，阿勝只是一再回答：「那種環境，我真的待不下去……」

・**【案例三】**老師一推門進教室，小思就衝向前瘋狂地捶打她。老師既驚訝又一頭霧水，問了半天，小思也說不出個所以然來……

以上這三個案例擷取自我的臨床經驗，似乎各不相關，但其實他們有共通的無奈。

案例一：聽覺敏感

案例一的小王顯然有聽覺敏感，一般人ＯＫ的音量，他也會覺得十分大聲。當身邊的聲音越來越多時的加乘效應，就會引發不舒服。臨床上，常有青少年抱怨父母愛罵自己，但是實際了解之後，發現父母只是愛唸，但音量對於聽覺敏感的亞斯孩子來說就是「大聲責罵」了。還有就是某些人會覺得鄰居故意製造噪音，甚至因此引發衝突或官司。事實上，如果家人都覺得這些聲音還好，有可能就是當事人本身聽覺敏感的問題。

除了聽覺敏感，亞斯也常常缺乏某項感官的「過濾」機制。例如在一間嘈雜的Pub中，ＮＴ仍然可以輕鬆地與朋友聊天，因為大腦可以自然地放大朋友的語音，同時過濾掉音樂以及其他人聲等背景音，但這對亞斯來說可能就十分困難，所有的聲音會糊在一起無法分辨。因此，亞斯人不喜歡出入這一類場合，也常因聲音敏感引發焦慮、煩躁甚或是暴怒。

案例二：觸覺敏感

案例二比較難猜測發生什麼事情。但經過我細細探究後發現，原來阿勝所說的「環境」無法容忍，指的是「無塵室」這一環節。可能是因為「觸覺敏感」，在密不透風的無塵衣包裹下，讓阿勝的觸覺系統負荷超載。又或是無塵室本身不見天日的空間，讓阿勝出現窒息感，因而無法長時間待在裡面。總之，因為感官的過度敏感蓋過其他天分，讓亞斯無法勝任理想中的工作，這實在是一件非常可惜的事情。

案例三：視覺敏感

案例三就更難猜了，因為孩子只會「表現」不舒服下的反應，難以「表達」不舒服的根源。此時只能回歸現場，把整個情境一個環節、一個環節地細細分析、反覆驗證，才能知道隱藏在檯面下的真正引爆點。

其實，小思是因為老師推門而入時，外面的陽光迎面而來，讓他十分「刺痛」。沒錯，一般人只是覺得「刺眼」，撇過頭、閉上眼或是用手掌稍微遮擋一下就可以解決的問題，對「視覺敏感」的亞斯來說，就成為賞了一巴掌般火辣辣的「刺痛感」。所以，反射式地攻擊回去。

感官不見得只會帶來痛苦，也有可能帶來快樂，而且是以十分與眾不同的形式。例如眾所周知的，天寶·葛蘭汀就有一種獨特的紓壓方式：擠壓。一般人避之唯恐不及的狹小空間及壓迫感，卻可以為天寶帶來前所未有的放鬆，甚至是被愛、被呵護的感覺。她為了達到最佳的擠壓效果，設計發明了一個電動擠壓儀，心情緊繃時，就會進去自我紓壓一番。

有一位老師分享班上有個亞斯孩子讓他十分為難。這位亞斯孩子原本就喜歡會滾動的「輪子」，所以玩模型小汽車的方法十分另類：是把小汽車握在手中，不停用手指滑動它的四個輪子，尤其特別喜歡聽輪子滾動的聲音。有一天，當他無意間發現教室木窗窗框下方也有輪子時，大為興奮……沒想到這就成為災難的開始！

他要求坐到窗邊，心血來潮時就會推動窗框，讓輪子發出喀啦喀啦的聲音，可以連續幾十分鐘都樂此不疲。你還不能阻止他、打斷他的娛樂，否則他就會臉紅脖子粗，用力地說：「我……要……發……脾……氣……了！」可以想像，這對教室中的老師與其他同學會是多麼大的干擾。

如同前面所說的，每位亞斯的症狀都大不相同，亞斯的感官體驗，會出現「因人而異、因類而異、因時而異」三大特徵。

因人而異

例如有些人是視覺敏感＋聽覺遲鈍，有些人則是嗅覺敏感＋觸覺遲鈍，總之各不相同，不可一視同仁，更不可強加於人。你喜歡的，不代表對方也喜歡；同樣地，你討厭的，也不代表對方也會討厭。例如有些孩子有觸覺防禦，不能隨意觸碰或擁抱；有的孩子則是觸覺需求大，喜歡不時來個「抱緊處理」。

我在較高、會令人流汗的溫度下，會比較舒服、平靜，所以一年四季都不用吹冷氣或電扇。但我太太則溫度稍高就會陷入一種十分躁動的狀態，尤其睡覺時需要冷氣加渦輪扇伺候。如此只能相互尊重，不能說誰對誰錯，硬要對方照自己的方式過日子。

因類而異

同樣是視覺敏感，有些人是對陽光敏感、有些人是對於日光燈的細微閃爍十分在意，有些人則是在他人的目光注視下會十分不適。同樣是聽覺敏感，每個人各有各的喜歡與討厭。例如有些人聽到尖銳的聲音會抓狂，有些人則對於滔滔不絕說話的聲音特別無法忍受，像我則是特別喜歡鳥叫聲。

我的經驗，對於聲音的好惡多半是因為「過去經驗」的制約所造成。

例如天寶特別不能容忍一群人竊竊私語的聲音，因為會讓她聯想到青少年時同學的言語霸凌。我對於鳥叫聲的喜好，推測來自於小時候家裡總是有養鳥，所以鳥叫聲會讓我聯想到回家後那種溫馨、放鬆的感覺。

因時而異

即使同一個人，每個時段、或不同的生理狀況下，感官的承受能力也不一樣。例如天寶在精神佳的時候，對於聲音的耐受度會大幅提升。但是到了夜深人靜時，即使是遠方的停車場有人聊天，都可以讓她徹夜無法入眠。

孩子可能在出去玩、開心的時候，不在意衣服的材質，但是流汗了或是累了、肚子餓了，衣服材質對於觸覺的刺激就會明顯放大。

善用亞斯的感官特性

了解了亞斯的感官危機與感官樂園後，更重要的是善用亞斯的感官特性，營造合宜的生活、讀書或工作環境。

例如許多亞斯朋友持續閱讀高對比的白紙黑字很容易疲累，這在考試上會十分吃虧……貼心的老師就可以帶著孩子一起實驗，用什麼顏色的紙張列印文字，孩子的眼睛會最舒服；有時孩子需要配戴彩色鏡片，以提升閱讀效率及情緒穩定度。記得要由孩子自己體驗，挑選出最合適的配色。許多老師或治療師有這樣的經驗：如果把教室的日光燈關暗，許多孩子可以更放鬆、更深入地互動及交流。

有聽覺敏感的朋友，可以嘗試使用耳塞、降噪耳機，或播放一些幫助你專心、平靜的背景音樂或白噪音。嗅覺上，可以使用你喜歡的精油。觸覺上，則可以選擇穿起來最舒適的材質。

若你是老師或老闆，有「不一樣」的成員出現在你的教室或團隊中時，建議放下公平、一視同仁或SOP，仔細評估這位亞斯伙伴的特殊狀況與需求（因為亞斯本人通常不會主動提起）。例如安靜、獨自一人的工作環境、特別的室溫，或是允許同仁不用穿正式服裝上班等。**你的尊**

重，可以換來亞斯朋友的舒適與高效，相信他／她也會以認真、配合的表現，甚或以最大的忠誠來回報。

本章練習 仔細評估你的每一種感官，包含視覺、聽覺、嗅覺、味覺、觸覺、平衡覺、本體覺[2]、內在感覺[3]等各個感官，有哪些敏感的地方、遲鈍的地方或是喜歡的刺激模式。

2.「本體覺」指對於自己肢體動作、姿勢、體態、表情等的感知能力。例如閉著眼睛，我們仍可知道手部在做什麼動作，這就是本體覺。笨手笨腳、走路／站立的姿勢不良常來自本體覺的不發達。尤其是對於自己表情的感受能力不足，是亞斯人常見的現象。

3.「內在感覺」指對於內臟、自律神經、整體感覺，甚至情緒的感知能力，例如對於餓、飽、脹、堵、心跳速率、疲憊、緊繃、放鬆等之感知。亞斯人常有驚人的耐餓能力，也常忘記疲勞，所以遇到喜歡的事情容易廢寢忘食。對於自己的內在情緒感知不佳，也常讓亞斯累積負面情緒直到爆發，或是出現得意忘形、停不下來等情形。

14 為什麼大家會覺得和你溝通很困難？

在ＮＴ眼中，對於亞斯人印象最深刻的評價，除了怪咖、固執外，「難溝通」一定能排得上前三名。話不多說，我們直接用幾個常見的場景，來討論這個亞斯人幾乎都需面對的難題。

亞斯溝通盲點一：「沒有認真聆聽再做出貼切的回應」

・場景一

看診時，一位阿姨說：「醫師，感謝你，我的焦慮減輕了很多。這個藥我需要一直吃下去嗎？

還是以後有機會可以停掉？」

醫師：「如果想逐漸停藥，你必須知道疾病與藥物的原理。例如你的焦慮與血清素功能不足有關，目前吃藥提升血清素功能後明顯改善，那麼如果有方法可以自然地提升血清素功能，藥物就有機會功成身退了。」

阿姨：「醫師，你還是沒有告訴我可不可以停藥啊？」

醫師：「……」

這也許是亞斯人被認為很難溝通最常見的原因：「沒有認真聆聽再做出貼切的回應」。為什麼沒有在聆聽？常是因為腦中裝滿了自己的疑問或想法，就像一個滿滿的杯子，再也加不進新的水。解決方法是：**溝通前，先把心情放輕鬆、頭腦放空，把自己的想法放一邊，針對對方的發言仔細聆聽，再給予合宜的回應。**

【修正版】

阿姨：「醫師，感謝你，我的焦慮減輕了很多。這個藥我需要一直吃下去嗎？還是有機會可以停掉？」（放輕鬆，清空大腦，專注聆聽。）

醫師：「如果想逐漸停藥，你必須知道疾病與藥物的原理。例如你的焦慮與血清素功能不足有關，目前吃藥提升血清素功能後明顯改善，那麼如果有方法可以**自然地提升血清素功能**，藥物就有機會功成身退了。」

阿姨（聽到關鍵句子：**自然地提升血清素功能**）：「噢……了解了，所以醫師，要如何不靠藥物，自然地提升血清素功能呢？」

醫師：「噢，這是個好問題。提升血清素可以靠晒太陽、補充色胺酸較豐富的食物、補充維生素B6與鎂，還有很多方法，你可以參考這本書……」

阿姨：「好喔，我請孩子買這本書來研究一下。」

醫師心想：「嗯，真是個好病人。」

你看，這樣互動是不是順暢許多？

亞斯溝通盲點二：「過度分享」

．場景二

博士生：「現在的學弟妹真不好帶，能力差就算了，說他兩句就抱怨一堆……」

醫師：「確實時代不一樣了。」

博士生：「醫師，這不是時代的問題，我覺得主要是這些人不願意吃苦！你想要學歷，又不願付出。英文差就該去補習，論文都看不懂，給我用 Google 翻譯，一看就知道，翻得亂七八糟。你沒有興趣，就趕緊轉系！老闆也不想管，所有事情都丟給我，為什麼我必須當保母？如果教授這麼好當、專心做自己的研究就好，那你應該去中研院而不是待在學校啊……」

醫師：「聽起來你確實很困擾……」

這是亞斯人第二個常出現的溝通問題：「過度分享」。常發生在：一、自己有興趣或擅長的領域，不管對方想不想聽，一打開話匣子就眉飛色舞停不下來。二、情緒亢奮或激動時，把眼前的人當知己或垃圾桶，不顧對象與時機是否合適，就一股腦地說個不停，如同前面的例子。

其實你**還是可以表達你的想法，只是可以先用「精簡版」陳述。藉由對方的表情、肢體動作及回應「確認對方是否想聽」後，再決定要不要詳加描述**。「察言觀色」是亞斯人的短板，也是一輩子的課題。持續提升察言觀色的能力，會讓你的人生漸入佳境。例如天寶．葛蘭汀在五十歲時很開心地和人分享，她終於學會判讀人們眉目之間的表情訊息，是不是很可愛、很積極？

【修正版】

博士生：「現在的學弟妹真的不好帶，能力差就算了，說他兩句就抱怨一堆……」

醫師：「確實時代不一樣了。」（**表情沒變化，眼睛仍盯著螢幕。**）

博士生（**察覺醫師沒有想深入探討這個話題**）：「對啊，學校的事情是我目前最大的煩惱（一句話的精簡版），醫師，你有什麼建議？」

醫師：「好啊，你說說看這些煩惱會影響到哪些方面？胸悶有復發嗎？睡眠如何？」

博士生（**原來醫師想要討論是否需調藥**）：「噢，我的睡眠還可以，但是遭遇這些不順心的事情時，胸悶就會出現，而且比以前更嚴重一些，原來的藥似乎不管用了。」

醫師：「ＯＫ，那我們來看看你胸悶的藥要如何調整……對了，學校的問題建議不要自己一個人煩惱，也可以善用諮商中心的資源喔，他們處理這一類問題應該很有經驗。」

博士生：「我了解了，下次去問問看。」

這樣的溝通，是不是有效率很多？

亞斯溝通盲點三：「理直氣壯，不閱讀空氣」

．場景三

下午診表定時間為二至五點，因為患者眾多，現在時間已經是五點二十分，仍有三位患者在

候診。

醫師：「ＯＫ，這樣就可以了，我們兩週後見喔。」

小李：「怎麼這麼快？醫師，前面一位都談了二十分鐘，我可以再問一些問題嗎？」

醫師：「前面一位是初診，所以比較花時間。你是複診，而且已經比較穩定了，所以看診會比較快。」

小李：「我也有刷健保卡繳掛號費啊，這樣不公平！」

醫師：「現在已經快五點半了，外面還有三位患者等著要看診。我必須把握時間，否則六點的晚診一開始，工作人員就沒有時間吃飯休息了。」

小李：「我還是覺得這不合理。」

這也是亞斯人常見的溝通盲點，就是「理直氣壯，不閱讀空氣」。左腦掌管理智、右腦掌管情感，亞斯人通常是左腦思考者，凡事講理、在意公平性。但在ＮＴ世界，運作的規則通常是：情、理、法，情緒、感受放在第一位，尤其是多數人共通的情緒與感受。前面的例子裡，小李以自身立場，覺得「我要有一樣長的就診時間」才合理，忽略了從更高的角度審視大局：還有三位患者在候診，更有櫃檯、護理師、藥師、藥師助理四位工作人員以及醫師自己，五個人需要把握時間吃飯與休息。

許多根深柢固的亞斯人確實不易跳脫左腦邏輯為主的思維模式，無法用右腦去產生共鳴，並用情緒和感受與眼前的人深刻互動，所以我在此提供一個解決之道：**將左腦的邏輯思維推升到極致，用更提前的布局、更細微的觀察、更細緻的規畫，營造更高的格局，來彌補閱讀空氣能力的不足。**

【修正版】

一、候診時——

小李瞄一眼時鐘，發現時間滿晚了，也注意到工作人員疲憊的神情，思索裡面這一位患者怎麼看這麼久。心想：「我等一下看診時，應該要把握時間速戰速決，讓醫師與工作人員可以早點休息。好，我的三個問題，轉換成精簡版應該是……對了，我把它打在手機裡，這樣等下溝通會更快。」

二、看診時——

小李：「醫師，我知道您很累了，不耽誤您的時間，我有三個問題打在手機上，請您看一下……」

醫師一一回答，小李認真聆聽，五分鐘順利完成看診。

你看，對於喜歡講理的你，這樣是不是「更有智慧的講理」？

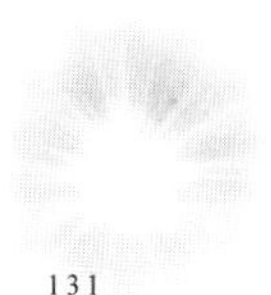

亞斯溝通盲點四：「沒有找對的人，談對的事」

・場景四

工程師：「工作十五年，只因為一次考績不佳，就把我轉去一個莫名其妙的單位，醫師，你覺得這樣合理嗎？」

醫師：「嗯，這樣做確實很傷人。」

工程師：「對啊。醫師，你覺得我應該申訴嗎？要和大老闆申訴，還是向管理局申訴？」

醫師：「老實說這不是我熟悉的領域，所以無法給你建議喔。」

工程師：「醫師你也太沒有同理心，我來看診，不就是為了消除心中的疑惑、並解決問題嗎？」

醫師：「……」

這也是亞斯人常出現的溝通問題：「沒有找對的人，談對的事」。前面的例子中，精神科醫師的專業是精神醫學與心理學，至於病人工作的職場生態、申訴管道及流程，醫師根本不熟悉……講難聽一些，你等於是「問道於盲」，又想要對方給你一個滿意的答案，這樣是不是強人所難？尤其是政治、宗教等旗幟鮮明的領域，如果不看對象，見人就大談自己的想法，常引起不適與爭端。

所以說，「找對的人，談對的事」，才會獲得有用的資訊，或者至少談得愉快。這裡有個簡單口訣：**志同、道合、過來人。**

「志同」指的是目標、立場、喜好一致，例如一樣喜歡禪修的人、支持環保的人。

「道合」是指方法、技能一致，例如都是用數息法練習禪修的人，或都是用淨灘支持環保的人。

「過來人」則是曾經與你處境一樣、或是面臨一樣的困境，但已經達成目標或解決問題的人。例如已經用禪修改善強迫症的人，或是已經參加過多次淨灘活動的前輩。過來人是人世間極為寶貴的資源，值得多多親近、虛心學習，可以讓你在解決自己的問題時更有效率，不用走冤枉路。如果不方便當面請教，過來人的書籍、影片、講座、網站等都是更容易接觸的管道。

如果以前面的例子來說，這位在竹科工作的工程師，問問題的對象應該是人資單位、竹科管理局、勞政單位，或是曾經面臨一樣遭遇的人。

亞斯溝通盲點五：「沒頭沒尾，不明所以」

．場景五

媽媽：「醫師，你覺得『升智寶』怎麼樣？」

醫師：「不確定耶……你想問的是？」

媽媽：「你沒聽過啊……好吧。」

醫師：「？」

這是最後一種亞斯人常發生的溝通尷尬情境，就是「沒頭沒尾，不明所以」。第一，與過度分享相反，這種對話又過度精簡，無法提供足夠的訊息，也就是「前情提要」，讓對方了解對話的背景因素。第二、這也讓對方無法得知你的意圖，也就是對話的目的，所以容易摸不著頭腦、不知該往哪個方向回答。

不只是亞斯人，兒童、青少年、伴侶之間，也常發生這樣的溝通問題，就是「你應該懂我，所以我不用說很多」。事實上，**世界上不會有人真正懂你！提供充分的資訊，清楚表達你的意圖，才是最佳的溝通捷徑。**

例如我在過去看診時常問一句話，就是：「你會不會有情緒特別激動的時候？」但我發現這句話常讓患者不知該如何回答：「嗯……好像有時候會吧？」

後來我知道了，我要先表達自己的意圖，結合成一句精簡、完整的句子，才能讓對方準確回答：「你會不會有情緒特別激動的時候，需要一些備用的藥物？」這樣，大多數人都可以清楚理解，也就容易具體回答：「噢，還不用，因為我的情緒通常一下子就過去了。」

【修正版】

媽媽：「醫師，你覺得『升智寶』怎麼樣？它是一種含腦磷脂的保養品，朋友送我的，說是能提升孩子的專注力。」

醫師：「腦磷脂是一種對大腦有幫助的成分，這樣吧，你下次回診時帶來，我幫你評估一下是否合適。」

媽媽：「好喔，感謝您。」

結合「精準」與「簡潔」，才是最有效率的溝通模式。

仔細想想，這些溝通技巧其實一點都不難，至少比學生時期的數學、理化、英文簡單得多。重點是提前發現ＮＧ的溝通模式、並勇於改變。以上的例子，大家可以用心體會。結合生活中的經驗、提升覺察力、反覆練習，相信即使是最不開竅的亞斯人，也能成為讓人舒服的溝通者。

本章練習 接下來一個星期，記錄一下與人互動時NG的溝通。如果自己無法察覺，可以諮詢身邊的人。之後用本章的方法或是與人討論，寫下改善後的溝通版本。

15 為什麼你會被人看輕？

阿祥擔任貨運司機，工作十分認真。他有兩個特殊的本領：一是可以將各種不同尺寸的貨品完美契合、迅速地裝入車廂中；二是可以不靠GPS，憑直覺就能找出捷徑將貨物快速送達。強大的工作效率，本應讓阿祥成為公司倚重的紅人；但事實卻是相反，阿祥處處碰壁，工作極不穩定。

最大的原因，在於同事、主管一旦熟悉阿祥，就會發現他的「與眾不同」：做事必須依照一定程序、無法有彈性地配合突發狀況，甚至大事小事都以抓狂為第一反應，無法溝通、協商。再加上恃才傲物，看不起愛摸魚、動作較慢、喜歡聊八卦的同事，動輒在網路群組，甚至是開會現場抱怨、批評。凡此種種，讓大家很快就將他視為怪咖及團隊中的麻煩製造者……

這是一個「很痛」的主題，但是你不得不更深入地去了解。**與其繼續讓人輕視、厭惡、埋沒自己的努力與天賦；不如及早自覺、洞悉問題在哪裡、提前打預防針，讓同樣的困境不再發生，甚至讓輕視我們的人們得以改觀。**

其實，這在NT世界也很常見，例如：父母認真教養孩子、努力為孩子提供良好的成長環境，孩子進入青春期後，卻開始與父母疏遠，看到父母如同看到陌生人，甚至將父母當作仇人一樣怒目相向。同樣地，認真的老師或主管，得不到學生與屬下的尊重、愛戴，甚而淪為大家眼中的笑柄、公敵，這也並不少見。

以親子關係來說，孩子天生就依賴父母、愛著父母，甚至曾將父母視為英雄，怎麼日子過著過著就變調了呢？以老師來說，傳道、授業、解惑，原本就是知識的提供者，理應是後輩禮敬的對象，為什麼會被看不起？以職場來說，原本互不相識、沒有利害衝突，人人各盡其能，相互尊重，為什麼我會淪為大家排擠的對象？

其實，這一切都是有跡可尋，以下一一列舉容易被人「看破手腳」的特質，你可以看看自己或身邊的亞斯踩中了幾個地雷。

避免踩地雷一：情緒失控

印象中，什麼樣的人最有「特權」可以很自然地情緒失控，而不會被視為異類？沒錯，就是「嬰兒」。所以，如果你常常動不動就情緒失控，不論是暴怒、暴哭或是激動，都有可能被人不自覺地聯想為嬰兒，而且是有著成人身軀的巨嬰。

很多人會有一個誤解，以為「施展我的情緒」就可以幫助我達成目標，如果不成功就「加倍施展」！家中動不動就暴怒的老爸、學校裡可以花費整堂課數落同學的老師、在會議中失控爆粗口叫你回家吃自己的主管……你覺得他們會贏得你的敬重，還是讓你默默地看輕、厭惡，想要遠離？

避免踩地雷二：心胸狹隘

記得有位青少年極度厭惡自己的亞斯父親，我問他這種感覺從何而來，請他舉一個印象深刻的例子，他說：

大約小學中年級的時候，有一次他在上學的路上撿到一個皮夾，於是依循老師的教導，到了學校後，將皮夾交給了訓導主任。放學回家後，他開心地向父親描述這件事，結果父親居然沒有給予肯定，反而劈頭就問：「皮夾裡面有錢嗎？」他說：「不知道，我沒有看……」父親變臉說：「你傻了嗎？你怎麼知道老師會不會把錢據為己有？你的錢掉了，別人會送回來嗎？不可能嘛！這個社會就是這樣，你怎麼這麼天真呢？」

聽完父親的話，雖然一度迷惘、自責，但是想通了之後，他相信自己沒錯，又聯想到生活其他方方面面，開始認清父親是個自私自利、心胸狹隘的人，過去對一家之主的尊敬也就逐漸瓦解。

部分亞斯人由於太在意得失，容易養成斤斤計較、甚至尖酸刻薄的性格，例如我就曾聽說一位亞斯老闆連員工上廁所的時間也要記錄，也有一位亞斯男生每次出遊都要和女方平分費用，這樣只會讓自己大失民心或是痛失良緣。

避免踩地雷三：可預測度高

這是很特別的一點，但聽我描述後，你就會有同感。你身邊是否有這樣的人，只要遇到類似的情境或他人的特定話語，他就一定會出現同樣的反應。

例如：一旦看到蟑螂，就會又叫又跳的女生；只要被其他人叫「小白豬」，就會抓狂失控的同學；一點小事，就會叨唸個不停、甚至大呼小叫的老媽；「你啊，老是愛鑽牛角尖！」「想這麼多幹麼？不如多花一些時間去讀書！」不能向其說出心裡話，否則必遭批評的老爸。

這樣被人一眼看透、好預測的人，常常也就是會被看輕的人。甚至周邊的人知道你的習慣後，還可以三不五時就用同樣的事情來刺激你，引以為樂。偏偏亞斯的特質就是一板一眼、固執、重複性高、缺乏彈性，所以也最容易被預測，自然也容易被看輕。

避免踩地雷四：自大，愛賣弄

很多人有一個錯覺，認為懂很多、會很多、能力強、有許多豐功偉業的人，就可以贏得周遭人的尊敬、甚至是喜愛……其實恰恰相反。因為你的強大是你的事，除非對於我有幫助——例如高明的醫術可以治好家人、超強的洞悉力可以為公司寫出速度更快的程式等，否則與我何干？尤其，因為亞斯以為大家所想、所愛都一樣，很容易出現「過度分享」的現象；即對於自己有興趣、愛鑽研的話題，會不顧時機與情境是否合適，滔滔不絕地講個不停，造成尷尬的局面。

其他還有很多特質，例如沒必要的固執、偏激的言論、忽視周遭人的感受與群體的默契等，會讓你害自己陷入被看輕、被排擠、被討厭的困境，我就不一一列舉了。

針對以上幾點，一旦察覺，就要痛定思痛，竭盡所能去避免重蹈覆轍。本書中有許多方法，大家都可以自由運用。

相反地，也有一些特質，我們以為出現了就會讓人看不起，所以極力避免或隱藏。其實，**這些特質反而是內心強大的展現。**例如：

截長補短一：示弱，讓步

很少人可以容忍別人站在自己頭上，更少人在吵架時願意矮人一截。但多數時候，你可以權衡輕重，達成「小處輸，大處贏」。例如許多孩子愛與大人爭辯或頂嘴，除了一時的情緒，這也來自於他的能力與自負。如果一味打壓，只會壓抑孩子的生命力，讓天賦無法自由開展。適度忍讓，以輕鬆的表情回覆說：「你的口才真好，我也不知道該如何回應耶……」既可避免衝突，又可維護孩子的自尊。孩子思想較成熟後，常會感激父母的包容。相信我，這是我成長過程中的親身體驗。

開車的時候遇到不禮貌的駕駛人，也可以展現風度讓路給他，同時說：「也許他有急事在趕路，我們不急，就多讓著點吧。」不但避免無謂的糾紛，更可以不經意地讓其他乘客領略你的豁達胸襟。

截長補短二：出醜，拿自己開玩笑

一個一旦被開玩笑就抓狂的人，他是自尊心高，還是自尊心低？心理學中的自尊，其實跟一般人眼中的自尊心定義恰好相反。出醜、被開玩笑就抓狂的人，其實是典型的「低自尊」。同事指責你反應慢，你自我解嘲說：「你怎麼知道我小時候的綽號就叫『恐龍』？」引來周遭哈哈大笑，試問從旁觀者的角度來看誰有風度、誰輸誰贏？

截長補短三：善良

依循心中的良知與普世價值，不計較個人得失，做對的、善的事情，即使與周遭格格不入，最終都能贏得他人的敬重。例如堅持不占用公物、默默打掃公共環境、特別關照公司的弱勢同仁、持續參與公益社團等。

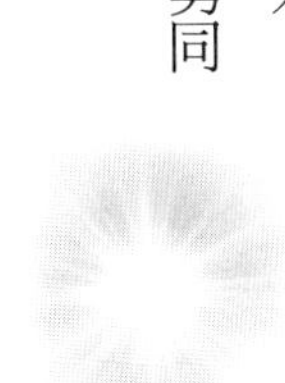

截長補短四：不按牌理出牌

《蠟筆小新》有一集讓我十分印象深刻，大致內容是這樣的：小新的同學正男肚子痛，在學校上大號，被其他同學得知後，對其展開嘲笑。小新知道後，卻覺得這是一件很酷的事情，十分崇拜正男，不斷討教如何在學校大便。結果蔚為風潮，大家爭相仿效，讓在學校上大號成為一件自然的事情。

高中時成績不佳，其他人去補習，我卻每天花一到兩小時學氣功。其他大學生習慣夜生活，我卻堅持九點鐘就上床睡覺。沒人想理會的白目同學、孤僻同事，我卻喜歡默默幫助他們，從他們身上學習不同的見解……亞斯天生有不按牌理出牌的特質，如果無傷大雅、甚至本來就是對的事情，常常有振聾發聵的功效，可以為自己贏得尊重。

截長補短五：謙虛，裝傻

出社會後，我有一個十分驚訝的體悟，就是趾高氣揚、行事高調的前輩或同儕，常常很快就會跌落神壇，或是在重要競爭中，得不到多數的支持。反而是行事低調、大智若愚型的人，可以獲得極大的成功與助力。

記住：不論實際上你是否懂很多、會很多、貢獻很多，「把聰明寫在臉上」都是不智之舉。如果再加上恃才傲物、瞧不起他人，那麼眾叛親離常常是最終結局。

《易經》中最好的卦，就是「謙卦」。「滿招損，謙受益」、「謙謙君子，卑以自牧也」。心理學中最令人敬佩的一種典型人物，就是「極度強大，卻又極度謙遜」。蘇軾曰「厚積而薄發」，平時鴨子滑水，不經意時才露一手。老子說「上善若水，水利萬物而不爭」。劉備表面無才無能，卻因禮賢下士而能得道者多助……這都是因謙虛而受益的最佳寫照。

如果能做到前述幾點，即使原本因亞斯特質而有許多不足之處或稜稜角角，但因懂得截長補短、趨吉避凶，相信身邊的人也會覺得瑕不掩瑜，而有如沐春風的感覺。

16 為什麼你會讓人「討厭」？

比「看不起」、「看輕」更嚴重的，就是「令人討厭」了。這兩者不只有程度上的差異，更有本質上的不同：如果你的特質僅是讓人覺得怪怪的，或是造成一些不舒服，那人們只會搖頭苦笑，但可以選擇視而不見、與你減少互動即可。除了不得不一起生活的家人，例如親子或伴侶之間，實際影響並不會太大。

但進到「讓人討厭」的程度，那就非同小可了……你會明顯干擾他人，令人厭惡、懼怕，甚至憤怒，更可能影響到團隊的運作。結果就是，被排斥、被孤立，甚至被列為拒絕往來戶。

每一家精神科，都會在同仁之間口耳相傳，慢慢形成一份「黑名單」，名單內都是十分麻煩的個案。其麻煩的主因，包含詐騙藥物或保費、衝動控制不佳、暴力言行、反覆作態性自殺……還有就是特別固執或有行為問題的亞斯。

這是一個嚴肅且重要的主題。人是群居動物，沒有人希望自己被討厭，甚至尊重、愛與歸屬感都被馬斯洛視為人類的基本需求。被大家接納是一件很棒的事情，被「所在意的人」尊重、愛戴，甚至愛慕，則更能讓人獲得深層的精神滿足。

亞斯人為何容易人際受挫？

那麼，以聰明著稱的亞斯，為何反而容易在人際上受挫、甚至惹人討厭呢？

一、「沒有」人際上的需求

因為沒有人際上的需求，所以可以隨時都「做自己」，不需要在意他人的感受。

這類亞斯的心靈結構與NT有著巨大的差異，所以馬斯洛的需求理論根本派不上用場。他們通常自小就對於「人」與「物」的感受差異不大，比較起複雜難搞的人，動物與物品顯然單純、好預測得多。所以久而久之，就更常把興趣與注意力投注在人以外的事物。

很多這樣的孩子從小就與照顧者不親，不會撒嬌或是「討愛」，相對起來更喜歡與有興趣的事物或動物相處。因此，在「不得不」與人互動時，就會特別格格不入，出現沒禮貌、不顧對方感受，甚至是傷害性的言行。

例如有位亞斯青少年因為過年不想隨父母回老家，就把自己鎖在房中，絕食抗議。另一個亞斯孩子更誇張，因為覺得襁褓中的弟弟哭鬧太吵，就趁父母不注意時，將黏土塞進弟弟的鼻孔。

二、天生的「社交感知能力」不足

他們對人是有興趣的，也有人際互動及情感交流上的需求，但因為缺乏同理心，不太知道對方當下的感受。對群體來說，則是缺乏察覺現場氣氛，也就是「閱讀空氣」的能力。

這會形成兩種情況。一種是「**有心無力**」：我也在意人際關係，但是因為我無法妥善察覺，所以也就無法適切回應。

第二種更嚴重，是「**無心無力**」：久而久之，因為累積太多挫折，導致放棄人際關係，不願再嘗試互動。以現今社會來說，許多人在真實世界少與人互動，但卻與網路上的、不需要碰面的網友交流十分密切，有可能就是來自這個原因。

三、執著於自己想說的話與想做的事

由於執著而缺乏衝動控制，也就是三思而後言、三思而後行的能力，所以會有不合時宜的言行。這在孩子身上其實十分常見，例如在電影院大聲喧譁或大哭大鬧、或是在父母已經十分疲累的時候，還堅持要他們唸故事給自己聽。孩子衝動控制不佳的原因是因為大腦尚未發育完全，亞斯則是因為「感知能力不足」與「執著」共同運作的結果。

離開你的「硬板凳」，啟動改變

分析完亞斯容易讓人反感的原因，我還是想要強調：這麼痛的主題，但你仍然願意面對，這是一件很難能可貴的事情。除了面對，如果你願意更進一步奮起改變，那更是一件了不起的壯舉，你該為自己感到自豪！

所謂痛定思痛，人們最終願意改變的原因，常是因為真的碰到「痛點」，或是「受夠了」。就像許多人是在牙齒開始痛了，才願意面對問題去看牙醫；處處被排擠、走投無路了，才會開始認真思考自己的人際關係。我稱之為「硬板凳症候群」。

一般人坐在一張硬邦邦的板凳上，坐久了屁股越來越痛，到最後覺得「我受夠了」，就會起身活動。但是也有許多人相反，坐到屁股痛得要命，卻一再告訴自己：「忍一忍就會好轉了……」你覺得這會是一個好方法嗎？偏偏，亞斯就是最不喜歡變動、也最擅長忍耐的族群，因此「改變」對於某些亞斯人來說，難如登天。

所以，如果你是有類似困境的亞斯人，想一想：你還要繼續坐在硬板凳上嗎？只要你願意起身，我相信好事情很可能就會像連鎖反應一樣，開始一件接著一件發生。如果你對於啟動改變仍有障礙，建議可以回頭複習一下第十一與十二章的內容。

以下，列舉幾個亞斯人最常被嫌棄的狀況，並分析改善之道。

一、不顧情境

一位男士找我諮詢，主要是因為從學生時代就常常被排擠，進入職場後，人際關係也不佳，常被主管與同儕當空氣，更無法建立伴侶關係，心儀的對象也總是躲得遠遠的。會談的過程中，除了表情較淡漠之外，對話內容大致正常。直到他神色自若地放了幾個響屁，彷彿這是稀鬆平常的事情，我才發現事有蹊蹺。

我問：「嗯……不好意思，我很好奇地想問一下，剛剛我注意到你放了幾次屁，請問你現在有腸胃不舒服嗎？沒關係，我是醫師，所以對於各方面的症狀都需要評估，你可以放心地說說看。」

個案：「噢，沒有啊，我現在沒有不舒服，平時腸胃也OK。」

我：「那……有其他人在時，你會覺得放屁怪怪的嗎？」

個案：「有幾次聽人說過，但是小時候我爸爸說過放屁是正常的生理現象，有屁就放是對的，憋著反而不健康，所以我一直都是這樣。」

我：「原來如此……」

亞斯人常會有先入為主的現象，早年認定的事情或習慣的行為，常常不容易再改變。如果是不適切的行為，就很容易遭他人嫌惡、甚至惹上麻煩。

這種「不顧情境」的狀況其實包羅萬象，例如因為亞斯人習慣用「小聲說出來」幫助思考，又特別容易陷入自己的世界，所以常會有「自言自語」而不自知的狀況。麻煩的是自言自語的內容有可能會冒犯他人，例如主管還在場，他就開始叨唸：「怎麼又給這種無腦任務，他是豬頭嗎……」沒注意到主管在旁邊已經一臉鐵青。

其他如：不適切的說話或音樂音量、自顧自地調整冷氣溫度、看電視時不問他人就轉台、不合情境的穿著、談話時突兀地轉移話題、不顧在場者身分大肆發表自己的觀點或好惡、硬要對方接受自己的建議等，這些不顧情境的狀況都會讓人十分錯愕，次數多了自然會引發反感。

解決方法其實很簡單，**放鬆心情、少發言、少動作、多觀察、多詢問，把自己當成一個初來乍到的外地人，放掉過去的習慣、尊重當地的風土民情，充分了解之後再說話、再行動**，這樣可以大幅減少犯錯的機會。

二、不尊重他人的時間

這是「不顧情境」常見的一種衍生狀況，有可能會造成巨大的問題。

小孩子常有這樣的狀況：大家急著要出門、上學上班都快遲到了，他卻連要帶的東西都還沒收拾好，慢吞吞地心不在焉。這在亞斯人身上也很常見，例如第十四章的例子，門診的待診人數眾多時，多數人都會知道要長話短說，加快看診速度，以免讓後面的人越等越久。但總有幾位依舊慢條斯理，說話長篇大論，甚至看診完還慢吞吞地收拾東西，讓醫師不得不等待。

為什麼會這樣？我常覺得，因為感知能力異常，亞斯人往往活在自己的平行宇宙中，感覺不到時光流逝或是其他人著急的神情。另外，遇到有興趣的事物或話題，一旦投入就會忘了時間，所以常會出現與大家步調不同的情形。還有部分亞斯人有強迫症的傾向，做事情需要依照一定的順序，或是需要重複詢問及重複檢查，被打亂時會十分焦慮，所以寧願花費較常人更多的時間來一步一步仔細完成。

解決方法也很簡單。**第一，你要相信，對大多數人來說，時間就是金錢。**你不會無故向別人索要金錢，所以我們也無權虛耗他人的寶貴時間。**第二、常常抬起頭、環顧四周，感受一下其他人或整體環境的氣氛。**除了表情以外，他人的肢體語言，通常更可以顯示他是氣定神閒，還是焦躁急迫。坊間有許多關於非語言溝通的書籍，可以做為最好的參考。

三、過度講理

亞斯人由於嚴重仰賴邏輯思考之天性使然，所以常用自己的邏輯去評判所遭遇的狀況。你是否曾遇過不通情理、喜歡雞蛋裡挑骨頭的老師？不知變通、只會公事公辦的同事？只愛滔滔不絕地說教，讓親子關係漸行漸遠的父母？

我小時候就曾發生過這樣的事情。小學五、六年級是我亞斯特質的高峰，那時的我成績出眾，但也恃才傲物，目空一切。因為跟導師不和，我開始用放大鏡盯著她的言行，一旦抓到小辮子就理直氣壯地大肆攻擊。例如一次發現老師將自己孩子的便當也放到蒸飯箱一起熱，我就說她公器私用，並且四處宣傳。最後老師通知家長，我仍覺得自己是對的。記得爸爸當時沒有數落我，只是在紙上寫下三個字，微笑對我說：「你看，判斷一件事情，通常是依據情、理、法。這件事情沒有違法、你在理上也沒錯，但是在一般人的互動中，這個『情』字通常是放在第一位的，也是最被重視的……」

這個道理淺顯易懂，但我直到當了精神科醫師，學習到人們心理運作的真正機轉，才能深刻體驗「情、理、法」的真義。人是群居動物，我們花費最多的時間與精神在建立關係、互動、協調、相互支持與撫慰……而這也是我們安全感與歸屬感的最大來源。無數研究都顯示，良好的人際關係，是幸福與否排名第一的要素。不論是在家庭、學校、職場、感情，甚至興趣領域，關係都決定你的成敗與感受。願意與他人的情緒與感受做連結，照顧到他人的情緒與感受，遠比理直氣壯更有意義、更有威力！

現在的我，不會為了「講理」去要員工聽自己的、要伴侶扮演我期望的角色、逼孩子做對的事和走對的路。很慶幸我在婚前就脫掉講理的盔甲……因為**這個盔甲看似能保護你，其實也是你人生最大的束縛！**

四、蠻橫與固執

這是過度講理的進階版。如果你無法與周遭的人建立情感上的連結，只用理智去分析事情，久而久之，你會成為一座孤島，此時，「過度講理」就容易惡化成為孤僻、多疑，甚至是被害感。

我曾遇到一位這樣的鄰居老張，過去即頑固、自我中心，對待家人動輒叫罵，宛如一個暴君。他沒有朋友，親戚也避之唯恐不及。兒女漸長後，想當然耳也紛紛選擇離去，只剩唯一還願意忍受他的妻子同住。可能因為長期吸入老張的二手菸、或是婚姻壓力影響免疫系統，妻子五十多歲即罹患肺腺癌，老張必須照顧其生活起居，並接送就醫與化療。最終，妻子仍然不敵病魔離世。

六十出頭的老張飽經滄桑，原本該是苦盡甘來，可以開始享有平靜的退休生活。但老張仍不失亞斯本色，孤立、多疑、固執、易怒。每天堅持執行唯一認定有意義的事情：固定的時間、坐在同一個位置，大聲播放懷念老歌，直到夜幕低垂。如果你試圖規勸他，隔天一定會被報復，例如家門口就會出現狗屎，或是信件被撕碎丟在地上。社區的各項活動，也絕對不參與、不配合，家中堆滿垃圾、庭院蚊蚋叢生，影響環境清潔。就這樣，老張從禍害家人，變成禍害鄰里。

你身邊是否有這樣蠻橫、固執的人？如果不幸遇到，將有可能成為你一生的噩夢。

再說一個例子。有一位小學體育老師，與學生關係良好，常常玩在一起。結果一次下課與學生打躲避球太激烈，孩子因為躲球而跌倒，導致右手臂骨折。經過治療、打石膏，情況並無大礙，孩子也不怪罪老師。但是孩子的父親B君卻不肯善罷干休，堅稱老師體格粗壯、砸球太狠，孩子受到驚嚇才跌倒受傷。並且四方蒐集證據，認定老師平時就會霸凌孩子，讓孩子承受身、心雙重創傷。他更進一步告上法庭，要求老師與學校付出應有的代價。

我因為在臨床上曾接觸，知道家長B君有明顯的亞斯特質，所以一旦認定的事情，就會不容分說地堅持到底。只是如果以事件主角孩子的福祉來看，顯然長期的司法拉扯並不能帶來什麼正面影響，討回的公道實在意義有限。反之，示範、教導以豁達的角度看待生命中所遭遇的人事物，我相信對孩子來說，意義不輸自我保護、公平正義的這些觀念。

請記住，「恨人」是你的權利，但「寬恕人」、「愛人」則是更強大、更有利於身心健康的能力，我們在第二十一章中可以看到背後的科學依據。

練習用他人的立場感知事情

其實亞斯容易遭遇人際挫折，一定不只前述的四種原因。但真正的重點是，我們要有能力察覺自己已經引起他人的不舒服，而且要確實相信我們應該尊重他人的感受，就像我們也希望他人尊重我們的感受。試著提升同理心，練習用他人的立場感知事情，你將打開一片廣闊的新天地，而你的回報，絕對是千百倍勝過活在自己的世界。

而我，學會優先看到兼具媽媽身分的老師，希望孩子吃到熱騰騰午餐的關愛，以及不忍心責罵、但又殷切期望孩子學會人情世故的父親，在紙上寫下「情、理、法」三個字的慈祥……

本章練習 結合以上兩章的內容，盤點自己是否具有會減損形象的特質，以及有哪些可以讓自己形象加分的特質，並且思考如何改善或善用。可以徵詢周邊親友的意見。

17 NT也常忽略的「人際平衡」

所謂人際平衡，可以理解為禮尚往來或是有來有往。例如這次朋友請你吃飯，下次吃飯時，你就要堅持「由我來請客」；同事幫了你一次忙，下次他請你幫忙就不應該用沒有空來拒絕；過年時，親友給孩子紅包，你也要找機會包回去或是回送等值的禮品。

其實，一般人也常會忽略人際平衡，最常出現在「家庭關係」中。通常是有人一面倒地付出，另一方不但不知恩圖報，還會視為理所當然。例如孩子對於父母的付出視若無睹，還擺臉色；先生對於太太持家的辛勞，不但不感激，還百般挑剔等。

與西方人不同，華人社會講究情、理、法，人情放第一，這方面的細節如果沒有顧好，常常就會被視為不懂事、不合群，甚至是貪鄙、吝嗇。一講到人情世故，許多亞斯人（包括我）就會覺得好麻煩，甚至因此想要拒絕一切不必要的往來。這是十分可惜的事情，因為仔細想想，好的人緣，在校園、職場、家庭等方方面面，都是最大的助力。

而且重點是，理解這些人情世故，其實遠比學習其他知識更為簡單。在此，我用亞斯人通常能力頗佳的數學，來解釋如何做到人際平衡。

以數學公式破解人際平衡（A代表對方，B代表你）

・A＝B（對方的付出＝你的付出）

大多數時候，對方的付出A與你的付出B應該是A＝B，不論是在金錢上、時間上或難度上都是如此。盡量做到對等，這樣才不會傾向一方，變成好像誰在占誰的便宜。尤其需注意的是，對方「過去的」付出也要算在裡面，例如小學時特別照顧你、在你被霸凌時總是挺身而出的同學，你應該要找機會，慢慢回饋對方的恩情。

親子關係中，這一點尤其重要。我們年幼時，父母犧牲了自己的青春，甚至是放下個人的夢想，為了家庭辛勞打拚，對我們悉心照顧。即使進入青春期後，親子之間衝突日增，為人子女仍不應忘記父母當年的恩澤。

我在這裡提醒一下，人不該活在「感覺」中，因為我們常會被自己的感覺欺騙。最典型的例子就是「制約」，例如父母常提醒功課、睡眠、手機這些生活瑣事，讓人覺得很厭煩，久而久之這種「厭煩感」就會和「這個人」綁在一起，讓你不自覺就會覺得眼前的人很討厭。事實上，如果盤點一下人生的方方面面，他對你真的都是負面的影響嗎？能夠客觀地看清這一點，我覺得是身而為人「良知」的基礎。

‧B＞A（你的付出＞對方的付出）

有些時候有可能B＞A，也就是你的付出多於對方的付出，為什麼呢？可能因為你有求於對方，例如針對有機會提拔你的上司，或是面對你在追求的對象。另外就是由衷表達感激時，例如一飯千金、「滴水之恩，湧泉以報」，都是類似的意境。

要注意的是，A不應該是零，也就是不應該是純然單方面的付出，因為這樣的關係是不健康的，很容易淪為一廂情願、甚至是被利用。只有一種情況例外，就是從事公益活動時。我們應該抱持不求回報的心境，單純享受付出的快樂，佛法中的「無相布施」就是這個境界。

‧A＞B（對方的付出＞你的付出）

很多時候有可能是A＞B，也就是對方的付出高過你的付出，為什麼呢？有時是因為他要報答過去的恩情，或是因為目前或未來有求於你。

但是需注意，如果你沒有想要回饋，就連那個A都不應該接受。例如不想和對方在一起，還一直收受對方的禮物；沒有要採購對方的產品，還先吃對方好幾頓大餐……這些都是很糟糕的行為。

・「付出者」是長輩或上級時：B<A（你的回禮不應超過對方的付出）

另外一種特殊的狀況，就是付出者是長輩或是上級時。怎麼說呢？我用一個例子，將前面的幾種情境融合進去一起說明，大家會更加了解。

你順利考上理想大學的美術系，親朋好友都為你祝賀。一位阿姨送了一個較為貴重的、你上大學會用到的高階繪圖板給你，這時你是否該回禮？該如何回禮？

首先，你要了解阿姨為什麼送這麼貴重的禮物。有可能從你小時候，她就疼愛你，所以真心為你祝賀；也有可能過去你們家幫了她很多忙，阿姨乘機表達感激。

如果是後者，你必須放大思考「阿姨A」與「我家B」的關係。過去是B>A，所以阿姨藉這個機會回報，因此你只需誠摯表達喜歡這份禮物並由衷感謝、或是寫張卡片正式道謝即可，也就是以B＜A讓「阿姨」與「我家」的關係重新達成平衡。

如果是前者呢？過去其實是B＝A，目前呈現B＜A了，所以此時你必須回禮才顯得禮貌。

問題是，該回送什麼樣的禮物？

如果你努力打工，回送阿姨一個等值或是更貴重的手機，讓B＝A或B＞A，這樣你會不會覺得哪裡怪怪的？

沒錯，你會發現這將讓阿姨十分困擾，因為她必須考慮是否又要回送些什麼、該送什麼才適合，等於丟了一個難題給阿姨。

所以說，針對長輩或上級的饋贈，你回禮時一定要做到B＜A，才會符合輩分，並讓事情畫下「完美的句點」。這裡有一個小訣竅，就是可以送一份「禮輕情意重」，也就是極具心意以及紀念意義的回禮。例如送一幅你畫的新校園的寫生，或是帶回新學校所在縣市的土特產、加上你手寫的感謝卡片……這樣是不是讓人十分感動？

你是「貢獻者」，還是「索取者」？

人是群居的動物，你是否做到人際平衡，可以決定你是「貢獻者」，還是「索取者」。茶來伸手、飯來張口、不讀書也不工作，甚至連家務也不參與，那你是典型的索取者。有人說，這

樣很爽、很輕鬆，但放眼周遭，你可曾看過因為索取而快樂的人？

以職場來說，很多人心目中最理想的工作是「錢多、事少、離家近」。撇除離家近，錢多事少只不過代表你是一個索取者。同樣地，我也沒有見過有人因為長期索取會覺得很充實、很有自信。

真正的快樂，必定有大部分來自於辛勞付出後的心安理得與成就感。俗語說，「吃飯皇帝大」，其實不是說吃飯這件事有多偉大，而是說勞動者在忙碌了一天之後，填飽一下轆轆的飢腸、歇息一下疲乏的身軀，此時的你、盡到責任的你、推動世界前進的你，確實是比皇帝、甚至是比老天爺還要偉大！

臨床經驗中，有一位合併亞斯與憂鬱症的青少年小凱，因為亞斯特質，除了機械（其實只是愛拆東西）外，對於什麼都沒有興趣；加上憂鬱症導致的能量低落，讓他在高一後，就再也無法正常上學了。平常晚睡晚起，時間大多用來上網、打遊戲，對於父母的關心與規勸置若罔聞，有時甚至會怒目相向。

在藥物與心理治療的輔助下，小凱的心情略有起色。父母重新調整互動方式後，彼此之間的關係也略有改善。但是由於蟄居房中已久，各項能力均已退化，缺乏與外界互動的自信，更在意與同儕的落差……如何東山再起，成為一大難題。

心理學有一個重要概念，就是要在人的「優勢能力」上下功夫。藉由邀請小凱參與家務，幫忙維修與保養家電，做自己最擅長的事情，小凱逐漸找回參與感與信心。之後家長牽線，安排小凱在認識的老師傅店裡當電器維修學徒。小凱話不多，但願意聽從老師傅的指導，工作十分投入。看著一件一件老舊家電在自己手中獲得新生，小凱也漸漸脫胎換骨，脫離索取者角色，成為家庭、社會中的貢獻者。

從人際平衡到與世界平衡

你有沒有發現，小凱是從人際上的平衡，邁向與世界的平衡。**藉由幫助世間的電器更健康，來讓自己也更健康。**事實上，平衡的範疇，可以無限擴大。

記得大四時，我因為初戀受挫，心情一下掉到谷底，甚至自怨自憐，一度覺得自己的心情再也沒有機會好起來。機緣巧合下，參加社團活動時，看了一部影片，叫作《生命的吶喊》，內容讓人十分震驚。它是講述為了滿足人類的口腹之欲，動物們要受到多少苦痛。這讓我一瞬間就清醒了，從自己小小的不幸中跳脫出來……

仔細想想，我們遭遇一些不順遂就會怨天尤人，覺得世界對自己不公平。但你可曾想過，我們出生至今，也為世界帶來多少不公不義？我們吃的肉，都是其他生靈的父母兒女；人類捕捉魚蝦、砍伐森林、排放廢水，都是在剝奪其他生物的生存機會，過程中，更為世界帶來了數之不盡的痛苦……

心理學界確實也開始這樣的反思，稱作「生態心理學」。生態心理學打破「人類至上主義」，重新思考人類存在於地球上、甚至是宇宙間，該如何定位自己，該扮演什麼樣的角色。生態心理治療把地球當作諮商室，常在庭院、公園、海邊或是森林中做治療，讓人跳脫狹隘的自我，重新擁抱與世界一體的感覺。

對於部分對人際互動沒興趣的亞斯朋友來說，生態心理學也許更對你的胃口。確實，亞斯朋友們本身即常投入園藝、賞鳥、荒野保護、照顧流浪動物等領域，自然也容易在自然生態中，達到深層的心靈療癒與滿足。

對於另外一些容易憤世嫉俗，覺得世界很糟糕的亞斯朋友們，我邀請大家想一想，世界是否真的對我們如此不公平？

我舉一個例子：每天早上起來，眼睛睜開，發現自己可以看到這個世界，我們會因此覺得特別開心與幸福嗎？並不會，因為我們早已將此視為理所當然。

但你知道嗎？WHO統計，世界上有二十二億人有視力障礙，每年有超過五十萬人失去視力……所以說，老天爺並未承諾我們永遠都可以看得見東西。如果今天不是一如往常地睜眼就能看見東西，而是在失明數年後，一天早上起來發現奇蹟出現，我居然「又可以」看得見東西了！你會開心到什麼程度？**「失而復得」讓人狂喜，但「依然擁有」難道就不值得慶賀嗎？**

所以說，把「一切視為理所當然」，其實是一種很糟糕的思維模式。把一切視為理所當然，讓我們看不見世界與生命給予我們的禮物，反而有可能為了一些不順心的事情就掉入負面情緒之中。

仔細想想，除了視力以外，我們所擁有的禮物實在太多了！我們有耳朵可以聽到周遭的聲音，有嘴巴可以表達自己的想法、並品嘗美食，有手可以做各種事情，有腳可以行遍天下，更有大腦可以思索問題。除此之外，我們還有關心我們的家人，安定、無戰亂、無饑荒的生活環境，更活在一個自由、先進的時代，而不是野蠻、專制、蒙昧的黑暗時期。以醫學上來說，疫苗的發明讓我們可以遠離小兒麻痺、肺結核等曾令人聞之色變的疾病；牙齒蛀壞了、水晶體混濁了、關節磨損了，可以換一個新的，而且還更為堅固耐用；透過無數先賢的努力，我們已揭開大多數疾病背後的真相，更擁有高效、便利、平價的醫療，這是僅僅一百年前的人們無法想像的事情……

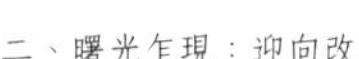

以「禮尚往來」取代「理所當然」

亞斯因為固著的思維模式、加上生命中較NT更常經歷挫折與打擊，如果沒有打開視野，很容易成為憤世嫉俗的一群人。建議此時此刻，就從更豁達的角度將我們的人生認真盤點一下，你會發現，我們可能早已承受他人與這個世界太多的恩澤。

我很喜歡一句話：**不是歲月靜好，而是有人負重前行。**以「禮尚往來」取代「理所當然」，這會讓你重新領略生命中平衡的美感。如果你準備好了，隨時可以與家人和解、與他人和解、與世界和解，更重要的是**與自己和解**。知足感恩，讓人可以更平靜、祥和。你會發現，自己絕對是第一個受益者。

本章練習　盤點生命中的關係，看看是否有失去平衡的狀況，並想一想如何重新達成平衡。

18 亞斯缺乏同理心嗎？

學生時期，有一位亞斯特質頗為顯著的同學，他的脾氣十分暴躁，一點小事，例如有人不認同他的觀點，或是考試選擇題猜錯了，他就會火冒三丈、捶胸頓足、臉紅脖子粗。

我們好奇地問他：「你為什麼脾氣這麼大？」

他居然說：「現在已經改善許多了，我小時候脾氣更火爆！記得有一次，媽媽因為一些事一直唸我，我一氣之下衝出家門，正好看到空地上躺了一隻小狗，我就拔起一根竹籬笆，朝著小狗狠狠刺下去……」

多麼驚悚的畫面！這是屬於我童年陰影（應該說是青少年陰影）的一個深刻記憶。

缺乏同理心，有可能是亞斯人最常被NT所詬病的核心問題。

許多人對於自閉與亞斯的刻板印象，就是缺乏同理心，無法感知其他人的想法、情緒與感受。但翻看世衛組織的《國際疾病分類》第十一版（ICD-11）及美國《精神疾病診斷與統計手冊》第五版（DSM-5），均沒有特別強調「缺乏同理心」這一項。但過去到現在的專家、學者，在描述亞斯的特徵時，幾乎都會提到缺乏同理心，所以這到底該怎麼解釋呢？

從三個例子說起

我的四個孩子中，有兩個有亞斯特質，在這邊用與其中某個兒子（因不知其長大後會不會在意）的相處經驗來回答這個問題。

・孩子的例子一

有天傍晚，兒子想到明天要開學了，開始檢查要用到的文具……結果發現少了兩樣，於是拜託我們開車載他去市區的文具行購買。媽媽聽了大發雷霆，因為她前一晚就詢問過孩子們，快開學了，請自己檢查一下有沒有缺什麼，所以我們上午已經去過文具行採購一次了。結果他沒有好好檢查，現在又要大人辛苦跑一趟。

我太太是很有原則的，所以堅決不願再出門，兒子開始大哭，央求我們載他去買。我比較心軟，於是就帶他去了。

買完後，兒子放下心來，一回到家，他突然抱著我的腰，發自內心地說：「爸爸謝謝你，我愛你！」讓我十分感動。

回到家，孩子們都忙完了，就打開電視開始觀賞最喜歡的漫威系列電影。我一邊看，自己愛評論的壞習慣又自動跑出來，開始批評劇情不合理的地方：「這怎麼可能沒事？重力加速度早就把內臟壓扁了……」「都什麼時代了，還用刀劍砍來砍去？衝鋒槍拿出來掃射不是更快？」

沒說幾句，兒子突然坐不住了，暴怒說：「爸爸你閉嘴啦！不想看，你就上樓！」

是不是讓人很無言？半小時前還對我感激萬分，瞬間又可以暴怒翻臉。你說，他是有同理心，還是沒有同理心？

‧孩子的例子二

有一天，兒子突然跟我說：「爸爸，你幫我看這本書，然後和我說重點。」

我覺得很納悶，因為他是個盡責到近乎好強的孩子，從來不會要我幫忙看功課，更不可能要求我幫他完成些什麼……所以必定事有蹊蹺。

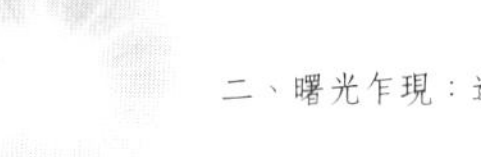

我翻開書看了幾頁，再回想剛剛他的反應，心中有了答案。閱讀這本故事書再寫下心得，這是老師出的作業。當時他翻看沒幾頁，就闔上書本、摀起耳朵走向我，要我代替他閱讀。

原來，這本書描述的是動物的故事，一開篇就述說一隻大狗被橫衝直闖的汽車撞到了，傷得十分嚴重，下半身癱瘓，一只眼球也破裂了……兒子從小就對於動物，尤其是貓狗有高度的同理，甚至同理心強大到無法看到貓狗受苦。所以這些內容刺痛了他的心，讓他無法閱讀下去。特別的是，摀起耳朵或是遮住眼睛，是亞斯面對強烈、無法承受的感官刺激常出現的標誌性動作。

・天寶・葛蘭汀的例子

天寶在書中承認，她自小就不懂其他人說的「溫柔、體貼」是什麼意思。直到有一次，大人指導她嘗試撫摸一隻貓咪；她逐漸放輕動作（亞斯通常粗手粗腳），漸漸得到小貓的認可與順從，再加上貓咪皮毛的柔軟觸感，讓她終於可以體會「溫柔、體貼」的意涵。

所以，從前面幾個例子，我們可以理解：

亞斯不是沒有同理，而是選擇性同理

例如我們家，得到孩子最多同理的是朝夕相處的媽媽；或是相對於人，他們可能比較同理動物。更奇特的是，有的亞斯人傾向於同理「東西」，例如我的這個兒子，他看到東西被弄壞時，不論是不是自己的，常常都會放聲大哭。

亞斯的同理與共感，沒有恆定性

也許這一刻心情好、能量高、感官得以開放，感覺就特別容易進來，也就能體會、甚至心疼你的辛勞。但下一刻因為一些事情引發情緒、感官關閉了，曇花一現的同理心也就消散了。還有就是處在熱戀期時，亞斯人的同理心會比較升高，因而展現出高度的體貼；但一旦確定關係後，這種柔情有可能就會大幅消滅。再加上亞斯通常傾向於就事論事、換句話說就是「活在當下」，所以對人比較不太有「恆定」的感受，想到什麼就會有話直說，給人「翻臉比翻書還快」的印象。

亞斯表達同理的方式與眾不同

許多亞斯朋友在察覺家人的不舒服時，因為無法承受迎面而來的強烈感受，也不知該如何回應，所以會無意識地把頭轉向一邊。這樣一來，就讓人有缺乏同理心的感覺。又比如有些亞斯朋友在看到、聽到天災人禍的新聞時，會選擇默默地離開房間，也是同樣的原因。因為缺乏能力去解讀、說明及消化自己內在的不適感受，所以只能選擇迴避，容易讓人產生「鐵石心腸」的誤解。

甚至心理學上有一種說法，**「因為太深情，所以不得不無情」**。孩子太在意父母，無法忍受父母有時會不愛自己，或是無法面對父母會老去、會離世的殘酷事實，即使稍微觸碰到這些議題，都會痛苦不堪……所以潛意識出於自我保護，一步步為心靈打造出一個厚厚的殼。雖然能隔離柔嫩、敏感的心，但也讓自己成為一個情感麻木的人。

大多數亞斯人的同理心尚未被開發

如同天寶的例子，也許亞斯同理的能力並不是永遠無法健全，只是缺乏一些契機或媒介。天寶藉由與貓咪互動，建立同理心，同樣地，我的同理也不是渾然天成，而是藉由某種管道逐步建立的。

這個管道，就是「小說與電影」。例如你想體驗「解鎖同理心」的感受是如何，你可以欣賞帥氣演員克里斯汀·貝爾的《重裝任務》。我認為這部電影非常適合亞斯人觀看，可以視為亞斯人驚心動魄的啟蒙之旅。重點這還是一部打鬥精采、節奏明快的爽片，十分推薦給大家。

藉由閱讀小說，我可以更進一步一窺人物喜怒哀樂背後的心路歷程。比起影視作品，小說通常有更多人物內心的描述，往往會讓我有這樣的興嘆：「噢……原來這一類性格的人，在這個情境下會有這種感受、會這樣想事情。太重要了！趕緊記起來！」印象最深刻的是，在考完專科醫師後的空檔，我一口氣看完了全套的金庸小說；感覺起來那幾個月對於人性的理解，比過去四年的專科醫師訓練還要深刻。

所以說，亞斯是否有同理心，不是一個單純的問題，也不會是一個永遠無法改變的罩門。但話說回來，欠缺或是不均衡的同理心，確實可說是亞斯人典型的罩門，也常是身邊人最為在意的一點，更常是亞斯人被誤解、被排擠、引發身心痛苦的根源。所以針對「同理」這件事，值得我們花費更多的篇幅深入探討。相信馬醫師，用對方法，你可以建構比NT更敏銳、更深入、更有質感的同理能力。

本章練習 想一想，自己對於哪些人、事、物比較有同理心、對於哪些人、事、物比較缺乏同理心？哪些情境下，自己的同理心較強？哪些情境下，自己可能失去同理心？

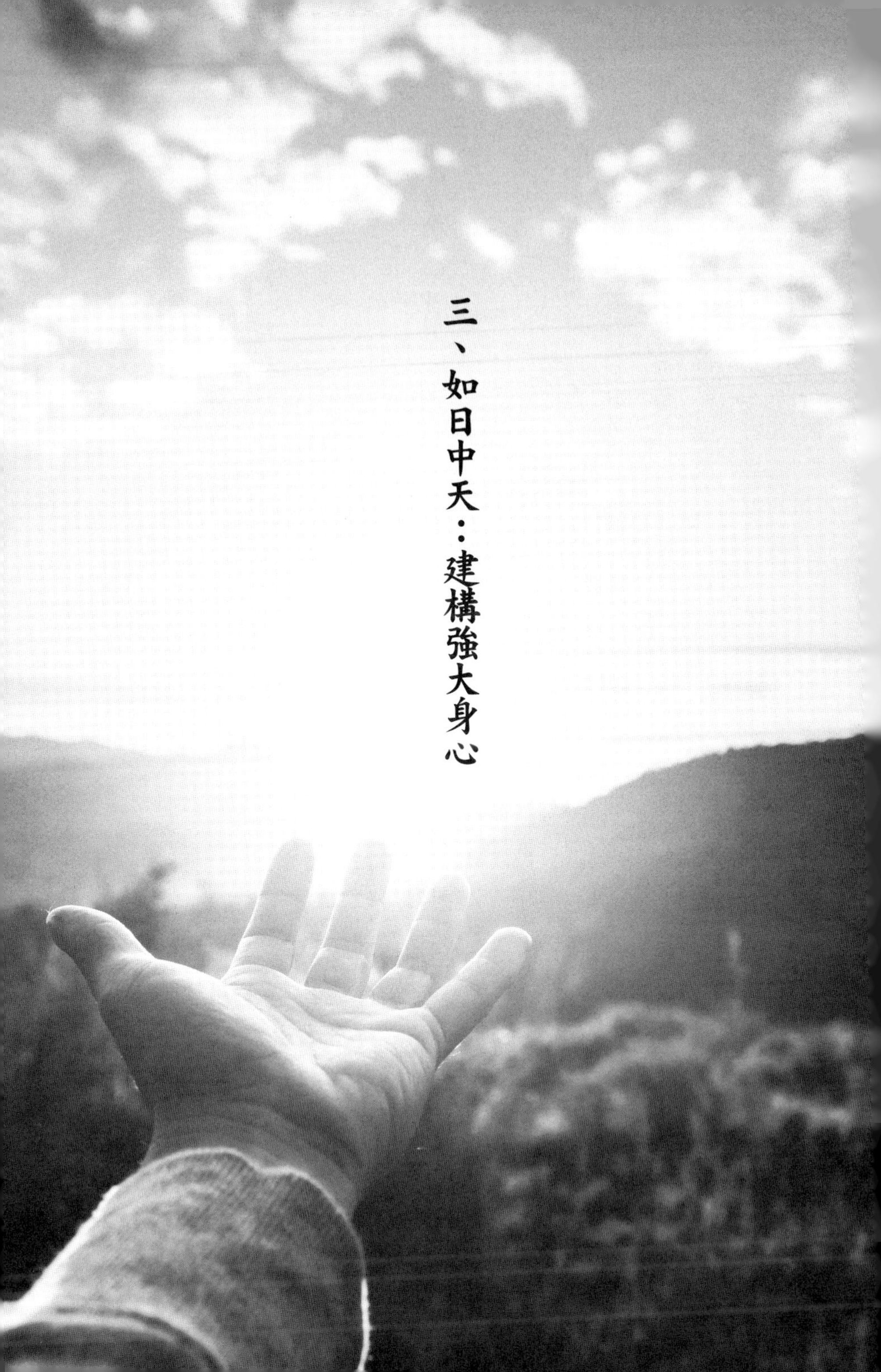

三、如日中天：建構強大身心

19 亞斯如何建構比NT還強大的同理能力？

・**【案例一】**星期一的早晨，媽媽：「快來吃早餐，上學快要遲到了！」九歲的小男孩小智趴在桌上，無精打采地說：「我吃不下……」媽媽皺起眉頭：「早餐很重要，不吃等一下會沒精神！快來，吃幾口也好！」小智：「我頭暈暈的，不想吃東西……」媽媽：「昨天又晚睡了？說！是不是又偷偷爬起來打電動？」

・**【案例二】**因為被閨密排擠，情緒低落的高中少女小君覺得他人總是不了解自己，甚至必須承受關心的人之評判、規勸與「好心建議」：「你啊，就是愛鑽牛角尖！」「朋友再交就好了，別這麼在意。」「發生這樣的事情，你也要負一半的責任吧？」「專心課業就不會想這麼多了。」這些話對小君造成二度、三度傷害，覺得自己被世界孤立，心情更加煩悶，甚至出現自我傷害、無法繼續上學……

・【案例三】阿雄是亞斯伯格症患者，雖然已接受治療，但是衝動、固執等問題仍會反覆發生，導致無法工作，常關在房中不與人互動。這天半夜一點多，阿雄心血來潮想聽自己喜歡的熱門音樂，於是打開電腦與喇叭，開始一首接一首大聲播放。年邁的父母被驚醒，敲著阿雄的房門，要他降低音量或是使用耳機。聽到惱人的敲門聲時，阿雄的情緒瞬間從零到一百，大吼道：「我難得心情好，你們又要干涉？煩死了，滾開啦！」

前述的例子乍看並無關聯，但其實都反映一個共通問題，就是：為什麼「將心比心」這麼困難？為什麼人與人之間「有建設性」、「可以創造具體改變」的溝通這麼難做到？這個問題，可以用兩個專有名詞來回答。

同理心仰賴健全的「鏡像神經元」

一、「鏡像神經元」

這是一群廣泛分布在大腦感覺與運動皮質的神經元，負責讓我們能體驗及模仿別人的表情或動作、預測別人的內在感受以及接下來的行為，也和我們能不能對別人「感同身受」有很大的關係。

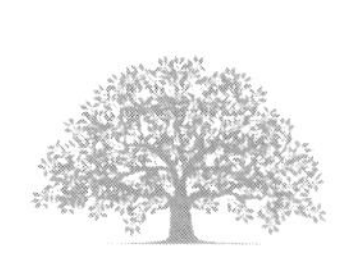

缺乏鏡像神經功能者，不易出現情緒共感（如看到別人笑也跟著一起笑、看到別人打針也覺得痛），這可以在自閉症、亞斯伯格症、腦傷或失智症，以及因慢性精神病導致腦功能退化的人身上看到。這可以解釋案例三中，阿雄為何對於「半夜大聲聽音樂會吵到家人與鄰居」這件事無感。

二、「同理心」

同理心是指對於他人的情緒與感受「感同身受」的能力。同理心與同情心一樣，仰賴健全的鏡像神經元來運作，是大多數人與生俱來的能力。不同之處在於，同情心著重於情緒的共感，例如看到車禍白髮人送黑髮人的新聞，會跟著一起掉眼淚。同理心則是在情感交流的同時還可保持理智，以便做出合宜的回應。

與同理心不同，**「同理」指的是一種心理技巧，可以支持對方的情緒，建構深刻的人際關係。這是人人都能夠建立的能力**，也是接下來我們探討的重點。

練習同理自己

提到同理，很多人會說：「老是要我在意別人的感受，那其他人也有在意我的感受嗎？」沒錯，且求人不如求己，所以**你第一個應該建立同理的對象，就是「你自己」**！

同理自己最好的練習，就是「自我掃描」。你可以找一個安靜的時間，用你最輕鬆、舒服的姿勢，先做幾個平靜的深呼吸。之後，開始依照自己喜歡的順序，一一以意念覺察自己的身體部位或情緒感受。可以平靜地在心中進行描述，例如：「我左邊的頭，緊緊的……有一種煩躁感，堵在我的胸口……有一種沉重感，落在我的雙肩……」

重點是不帶「批判」、不被情緒「籠罩」，例如：「啊！我又分心了！」「這樣能改變些什麼？沒什麼用吧？」屬於批判。「我太煩了！」「這個世界爛透了！」則代表你被情緒牽著鼻子走。**重點是把「感受」與「自我」分開**，你可以想像：洶湧的波濤與載浮載沉的小船是「感受」，而下方平靜的深海則是如如不動、可以客觀感知這一切的「自我」。

兒童、青少年、亞斯、情緒困擾者……他們的大腦都有一個共通問題，就是容易淹沒在狂暴無序的化學與電訊息風暴中。當一個人可以不帶批判地接納自己，就可以擺脫情緒的擺布，進入一個更為平靜、更為客觀的狀態。**隔著一段安全距離來經歷情緒，讓我們可以研擬出更為合宜的對策**。自我接納、自我掃描是「正念」（mindfulness）的核心概念與技巧，我在第二十三章會做更詳盡的介紹。

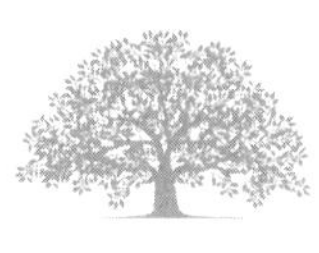

反覆鍛鍊自我同理、自我接納以及正念的能力後，大腦將學會以一種更為平靜、更為高效的方式運作。不只可以讓人生更加成功、順遂，大量研究顯示，對於各種精神疾病都有顯著的改善功效。改善大腦的運作方式後，案例二的小君就可以看清目前的處境，跳脫情緒與外境的籠罩，以一種更為冷靜、客觀的方式，重新看待周邊人的言行以及自己內在的感受。

練習同理他人

可以接納、同理自己之後，接下來就是練習「同理他人」。你所熟練的平靜與正念技巧，這時就可以發揮極大的作用。先專注於自己的感受、讓自己平靜下來，之後就可以將專注轉移到「對方的感受」。這時你的直覺與感受能力將會十分敏銳，可以察覺到對方更深層的內心。

例如案例一中，小智的媽媽如果發揮這項能力，就可以理解小智此刻的心境，不再武斷地批判或直接給予建議，而是做出更為貼心的回應：「原來如此……感覺起來你真的很不舒服，謝謝你告訴媽媽。」同樣地，當自己的感受被他人全然接納時，我們會體驗到濃濃的愛與關懷。

愛與關懷可說是最基礎、最重要的心靈養分，也可以說是「自我」這棟大樓的堅實地基。在被愛的環境中成長，有了良好的心靈基礎，再往上搭建自我肯定、自尊、自律這些正向的心理特質，就會十分順利。

同理他人的五個招式

亞斯朋友們到這裡，應該還是會覺得同理十分抽象。所以我準備了幾個招式，方便直覺式地就可以發揮出道地的同理。

・狀況

女同事小珍雙眼紅腫、失魂落魄地來到公司，你詢問她：「還好嗎？」小珍說：「不好，我昨晚無意間看了阿俊的手機，發現他還在與前女友聯絡！我們大吵了一架，他始終不肯說實話，我覺得非常難過又心寒，一夜都沒睡……」

【錯誤回應】

・「真的？你看到什麼內容？」（見獵心喜，只想八卦。）

・「哎喲……這還好啦，如果是我才懶得理他。」（粉飾太平，自我優越。）

・「別想這些不愉快的事了，要開心喔！」（打高空，否定感受。）

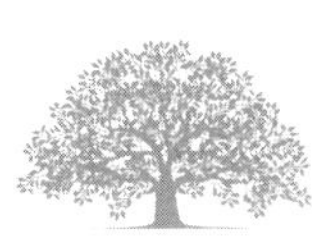

【正確回應】

・招式一：重複話尾或關鍵字。

例：緩緩地點頭說：「你很難過……一夜都沒睡……」

說出對方話語中的重點，加上誠懇的表情及語調，這已經是七十分的同理。

・招式二：同理公式：「聽起來，你很＿＿＿＿，因為＿＿＿＿＿＿。」

例：「聽起來，你很不舒服，因為阿俊做了很糟糕的事情……」

這樣可以傳達出你理解對方的感受，同時知道這份感受從何而來，這樣已達八十分。

・招式三：播報。

如果你的共感能力不錯，可以嘗試這個方法。想像自己是一個運動主播，認真地播報出你所觀察到的：對方「外在」的外觀、表情與遭遇，以及「內在」的感受、情緒、想法與需求。記得一次播報一、兩點就可以，不要長篇大論。

例：

你：「你好憔悴喔，昨晚一定不好過吧。」（播報對方的外觀與遭遇。）

小珍：「對啊，氣到差點往生……」

你：「噢，所以你是生氣大於難過。」（播報對方的情緒與感受。）

小珍：「沒錯！我最不能接受的就是欺騙！」

你：「你覺得兩個人在一起，誠實很重要……」（播報對方的想法與需求。）

小珍：「嗯（用力點頭）！你也是這樣想對不對……」

這是九十分的同理，而且可以反覆同理下去，給人滿滿的支持感。

・招式四：自我播報。

例：「聽你說完這些遭遇，我也覺得好想哭喔……」

將自己的內在感受真誠地播報出來。如果你們關係不錯，這是一種十分「心有戚戚焉」、可以讓關係更深厚的回覆。

・招式五：成為對方。

如果你還不能全然體會對方的處境與感受，不太有把握做出精準的同理，可以自己先練習一下，進入與對方一樣的處境與心境，嘗試同理看看。如果看過天寶・葛蘭汀的傳記電影《星星的孩子》，你一定有印象她趴在地上、四肢著地、左右張望，只為了理解牛的感受……這背後的真誠讓我十分感動。

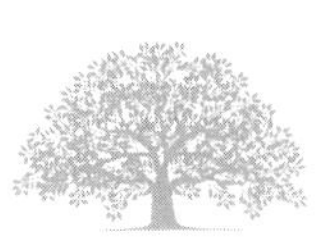

我很喜歡的大陸心理作家武志紅老師也曾經分享過一個案例：孩子不知為何一旦坐到餐桌前就會不停地吃，完全無法自我控制，家人用盡方法也無從改變這樣的行為。直到有一天，爸爸在心理師的建議下，也擺了滿桌飯菜，坐在孩子每次吃飯的位置，開始進入孩子的心態，放縱自己胡吃海塞一頓……之後，終於了解深藏於孩子潛意識的心結。

完整同理三步驟：理解、表達、驗證

完整的同理，不只是我「理解」你的感受，還需要「表達」出來，並經由對方的反應「驗證」同理是否正確。但即使是經驗豐富的心理師，也會有同理錯誤的時候。所以觀察對方的反應、適時修正並誠懇道歉就顯得十分重要。

例如若你說：「小珍，感覺起來你很生氣，你會想結束這段關係嗎？」

小珍：（皺起眉頭）「沒有啊！你怎麼會這樣想？」

這表示你同理錯誤了，所以趕緊改口說：「噢，對不起，所以你還是滿珍惜這段感情的，只是昨天晚上真的不好過……」

小珍：「對啊，想了一整晚，滿痛苦的……」

你模仿辛曉琪唱道：「噢～多麼痛的領悟～」

小珍：（破涕為笑）「你少在那邊幸災樂禍啦。」

Bingo！同理正確，讓氣氛輕鬆不少，也給小珍留下不錯的印象。

養成習慣做滿「理解、表達、驗證」這三個步驟，你就可以成為比NT更為強大的同理者。但請記得，想要有準確的同理能力，一定要先放下自己的偏見，進入一個平和、開放、接納的狀態，這樣對方的感受就能自然地進入你內心。所以說，**同理是始於正念，終於正念的。**

練習同理世界

可以同理他人之後，接下來要做的就是「同理世界」。

丹尼爾．席格說：「感受到自己與他人內心運作的能力叫作『第七感』，因第七感而感受到自己、他人以及世界的深刻連結，則稱作『第八感』。」

如果你仔細思索每天在煩惱的這個「自己」的起源，你會覺得十分有意思。往回推，我來自於父母。再往回推，我們來自於人類共通的祖先。再往回推呢？我們來自於地球母親。再往回推呢？這一切來自於宇宙塵埃或是造物主……這是一趟有趣的心靈旅程，當你靜下心來，想像

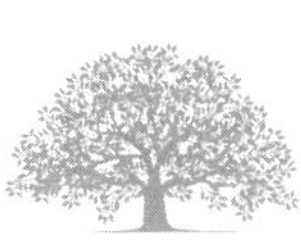

在無垠的宇宙以及億萬年的時間長河中，居然有一個可以感知、能夠思考、具備智慧、獨一無二的「自我」存在……這實在是一件彌足感恩、珍貴無比的事情啊。

當你察覺自己是來自於無數寶貴的因緣匯聚，就會將目光從自身移開，開始注意周遭建構這世界的古人與今人、養育我們的父母師長、滋養我們的動植物，以及讓我們安身立命的大自然與萬事萬物。當我們認真傾聽世界的脈動，願意與萬事萬物深刻同理、深刻連結……小我的苦痛就會像一滴淚水，融入溫暖無邊的宇宙大海之中。

當下次煩惱縈繞於心時，建議你立即穿起球鞋，走出戶外，親近、觀察、同理大自然中的生命與山水，你將會找到屬於自己、全然不同的體悟。本章開頭案例三的阿雄雖然罹病已久，但如果能夠逐步重建對於自己、對於他人以及對於世界的同理，相信有助於平靜內心、擺脫情緒困擾、改善與家人的關係，更有可能走出房門，重建與世界的美麗互動。

本章練習 當與人互動時，藉由正念與觀察，理解對方內心的感受與需求，套用前面幾種方式，或是採用自創的招式，擬定充滿同理的回應，記錄在左頁的表格中。可以反覆修改，找到更合宜的答案。有機會也可以與信任的人討論，確認你的同理是否合適。

我是：

【例】情境： 同事小周一進辦公室就驚魂未定地說：「好驚險……剛剛騎車來的路上，差點被從巷子衝出來的汽車撞到！」	對方的想法、感受與需求： 恐懼、害怕，慶幸還好沒被撞到，或是生氣那個冒失的司機。	合適的同理： ‧「哇，超驚險的！」 ‧「好高興你沒事，我等一下幫你訂豬腳麵線。」 ‧「太可惡了！要是我，一定罵他髒話！」
情境：	對方的想法、感受與需求：	合適的同理：
情境：	對方的想法、感受與需求：	合適的同理：
情境：	對方的想法、感受與需求：	合適的同理：

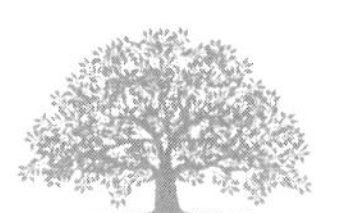

20 讓行動為你說話，讓作品成為你的名片

天寶．葛蘭汀曾不只一次說過，「I am what I do than what I feel.」意思是：身為一個亞斯，我所呈現出的，遠比我所感受到的重要許多。因為沒有人可以全然體會你的感受，但是大家都可以輕易看到你的所作所為。

所以照顧好內在的感受，是我們自己的事情。關於如何照顧好自己的情緒與感受，這是一個對於亞斯、對於ＮＴ都十分重要的議題，我們會在接下來的三章深入探討。

在這裡要聚焦的，是我們「外顯的行為」與「行為的結果」。

天寶的故事

亞斯天生對於人的感受、尤其是其他人對於自己的看法與感受，要麼不是那麼有興趣，要麼特別不擅長解讀，天寶小時候也是如此。她可以趴在地上一整天，看著螞蟻行進；或是坐在沙坑一下午，感受沙粒從指尖滑落。除了親近的人，她既不想認識其他人，更不想有無謂的互動。

這個特質，直到她開始喜歡手工藝後，得到大幅的突破。

起先，她熱愛會飛的東西。她自己動手做，不斷實驗，做出可以完美飛行的風箏或模型飛機。看到她精緻、超齡的作品，身邊的人不住地稱讚，對於這個不太說話的小女孩，不由得另眼相看。有一個不變的定律：**亞斯愛讚美。**透過她的作品，天寶開始覺得這些欣賞她的人是友善的、有趣的，開啟了願意與人互動的大門。

後來她學會畫畫，鄰居邀請她畫招牌，天寶欣然答應，並且努力完成一件出色的作品。這樣一來，更多人知道她的手藝與天賦，大家不再聚焦於她的固執和壞脾氣，轉而欣賞她的認真與才華。

高中時期，媽媽安排她去安阿姨的牧場打工。雖然一開始心不甘情不願，更受不了炎熱的天氣，但是之後她在牧場的表現，卻令人刮目相看。天寶利用自己出色的手作能力，設計並打造

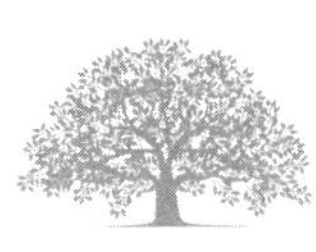

出一道方便升降的車道柵門，這在傳記電影《星星的孩子》中有生動的呈現。

更重要的是，藉由與牧場牲畜的互動，天寶發現自己與動物心靈相通的本領，這也為其將來卓越的生涯，種下珍貴的種子。試想，如果天寶如同大多數人是在都會中長大，根本沒有機會接觸到畜牧業，她的人生會錯過多少精采？

但回到校園，天寶仍難以擺脫同學的嘲諷及排斥，甚至因發生打架事件而被退學。直到遇見新學校的科學老師卡洛克，轉機才得以出現。卡洛克老師過去是ＮＡＳＡ的科學家，負責學校的科學教育。當其他老師都紛紛譴責天寶對困難的科目如理化頗為擅長，較為簡單的文史卻十分落後，這顯然是偷懶，卡洛克卻能跳出體制思維，獨具慧眼，發現天寶的與眾不同。

卡洛克老師設計一個涉及光學與視覺生理學的難題，並且用激將法讓天寶參與解謎之旅。在歷經不斷嘗試（這是整部電影中，我最感動的一段），最終破解謎團的一瞬間，天寶欣喜若狂，進入心理學家馬斯洛所稱的「**高峰體驗**」。高峰體驗的重要性在於，它會帶給人「一切辛苦都值得了」的感覺，為了重現高峰體驗，下次也會願意挑戰難度更高的事情。所以說，教育者的任務之一，就是要不時為孩子營造高峰體驗，尤其是需要經歷苦思、嘗試、辛勞與等待才能得到的高峰體驗。

一次次在喜歡與擅長的領域發光發熱，藉由精采的作品，天寶讓周圍的人改觀，贏得名聲、也為自己贏來信心。她之後致力於「以女性身分打入男性主導的畜牧業」以及「為弱勢的自閉與亞斯發聲」這兩個困難重重的領域，高度的自信成為永不放棄的最大後盾。

讓人看見，並且閉上嘴巴

因為亞斯不善於言詞，所以把你的作品、你的行動，當作讓世人認識你的名片吧！

這裡有一件事情要特別注意，當你辛苦的成果或作品終於問世時，記得「讓人看見，並且閉上嘴巴」。因為亞斯的性格常常讓兩個問題不時出現：**一是「不知自我行銷」，二是相反的「過度分享」**。

前者讓你埋沒長才，只能孤芳自賞，例如達爾文寫完《物種源始》二十多年，卻因種種因素遲遲未發表，差點讓這本巨著消逝於歷史長河之中。

後者也是亞斯常常令人產生反感的原因，就是對於自己的知識、發現、興趣、嗜好或是作品，不論他人是否有興趣就急於分享、滔滔不絕，導致令人產生反感，反而抵銷了辛勞成果本身的價值。

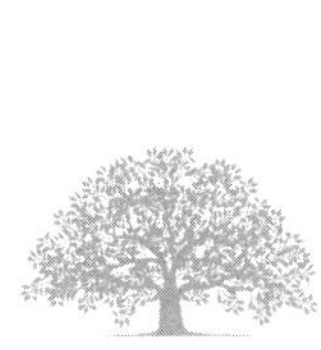

人生的七大目標領域

很多人會說：「我也想要有所表現，但是真的不知道該做些什麼。」依據心理學家的整理，人生的目標遠比我們想像的更為廣泛，可以分為七大類，包含：

一、成就

也就是你曾經完成了什麼、獲得了什麼。小至認真洗乾淨一個咖啡杯，大到成立一家跨國企業，都算是成就的範圍。

二、健康

比如說早睡早起、飲食有節制、維持優美的體態、鍛鍊出能夠征服玉山的強健體魄等。沒有健康做為根基，成就再高也沒什麼意義。

三、關係

這一部分是亞斯朋友們最可以深入耕耘的。例如友善對待陌生人、與志同道合的朋友建立深厚的情誼、維持教學相長的師生關係、擁有相知相惜的伴侶、建構相互疼惜的親子關係等等。

良好的關係，讓我們開心時，有人可以分享；挫折時，有人可以支持；讓我們在廣袤無垠的宇宙中不再孤獨。

物理學大師霍金留下許多名言，但這一句話最打動我：「宇宙的價值，在於它是你所愛的人的家。」

四、學習與成長

像是熟練某種語言、學會某種專業技能、通過證照考試等等。由於高度競爭的教育制度，讓許多人對於學習產生反感，離開學校後，就再也不想要接觸新事物，這是十分可惜的事情。學習是實現其他領域的基礎，不管你是想要更健康、賺大錢、幫助更多人、改善親子關係……仔細想想，都需要學習更深入的知識與更有效率的技巧。所以建議你放鬆心情，想像一個更美好的自己，然後對於欠缺的部分開始認真學習吧！

五、才藝與興趣

這一項比較輕鬆，比如說實現兒時玩樂團的夢想、打高爾夫球、畫畫、吃著名的美食、到新奇有趣的地方旅遊等等。因為有興趣、實現起來並不難，又有調劑身心、舒緩壓力的功效，何樂而不為呢？

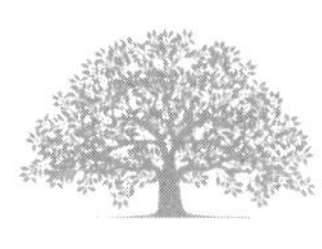

六、貢獻

也就是你除了妥善照顧自己、完成自己的夢想，還能造福別人以及這個世界。對於許多人來說，「施比受更有福」，貢獻他人反而能獲得更大的快樂與滿足。例如天寶．葛蘭汀也是在畜牧業及教職的忙碌之餘，仍四處奔波為自閉／亞斯宣導倡議，幫助深陷泥淖中的患者與家屬。如果你看過她的採訪影片，就知道天寶對於啟發他人是發自內心地樂此不疲。

七、靈性

這點大家可能比較難有共識，覺得是個捉摸不定的事情。但現實是，即使你再努力經營自己的人生，最後還是難逃一死……到時所擁有的一切，對你來說將不再有意義。那麼，什麼是可以永垂不朽、永遠留存於宇宙之中，甚至可以超脫時空的呢？這需要每個人去找到屬於自己的答案。具體來說，你可以接觸自己喜歡的、正信的宗教（要小心，單純的亞斯容易被邪教或其他不當組織誤導而深信不疑）。靜坐、瑜伽、氣功、正念等，也是踏入靈性這個領域的不錯嘗試。

你可以在這七大領域具體地思考看看：對你來說，最有價值、最讓人生不虛此行的目標可能是哪些？在實踐目標的旅程中，又可以留下哪些令人印象深刻、甚至嘆為觀止的作品？

記得一想到時，就要趕緊用紙筆寫下來。因為我們的大腦，太習慣於投入柴米油鹽等日常瑣事。如果沒有隨時記錄下來、反覆提醒自己，往往最重要的事情，反而是最容易忽略與遺忘的！

「有沒有我可以幫忙的地方？」

有亞斯朋友會問：如果我什麼都不擅長，也沒有什麼偉大作品可以驚豔世人，那我還有什麼可以提升自己形象的資源？

其實很簡單，**你只要做一些大家公認的「好事情」，尤其是多數人懶得做的事情就可以了。**在不同場合，都有這一類的事情，例如你可以在家中成為主動幫忙收拾碗筷的人、在學校成為願意幫助落後同學的人、在公司成為默默整理公共環境的人……即使是沒什麼難度的小事情，都可以有很大的功效。記得這裡的幾個關鍵字：**主動**、**願意**、**成為**、**默默**……也就是說，這些事情只要你願意，就可以達成；只要持續去做，就會慢慢被看見。

記得朋友之中，有位頗受歡迎的亞斯，他的口頭禪就是：「有沒有我可以幫忙的地方？」雖然拙於言詞，總是搭不上其他人的對話，而且不時出現的固執常造成他人困擾，但是就是這個「愛幫忙」的習慣，為自己贏得了好風評。這也就是「讓行動為你說話」的真諦。

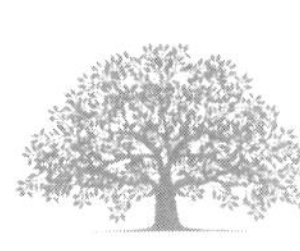

本章練習 想一想，我目前以及未來有哪些行動、習慣或是作品，可以成為世人認識我的名片？
在本書空白處記錄下來。

21「修身」才能養性（之一）

——調節神經傳導物質，讓你平靜又有活力

還記得第十章曾經說過，亞斯其實比較偏向於一種「生理失調」所造成的問題，而不是單純的心理困擾。所以說，如果你希望成為真正的王牌亞斯，既強大又可以平心靜氣，你必須有良好的「生理狀況」做為後盾。

不管面對焦慮、憂鬱、自律神經失調、壓力等各式各樣的患者，我在治療初期都會問一個問題：「你想要平靜，還是活力？」因為即使每個人原本的身心問題大不相同，但最終都可以導向這兩個目標，就是**「平靜」**與**「活力」**。

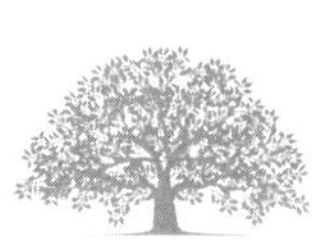

容易焦慮、恐慌、煩躁、暴怒，以及有失眠、心悸、胸悶、喉嚨卡卡、手抖、肌肉緊繃、腸躁、頭痛等身體症狀的人，需要的是「平靜與放鬆」。注意力不集中、缺乏動機、不想面對挑戰、拖延、社交迴避，以及有缺乏活力、疲累、嗜睡、怕冷等身體症狀的人，需要的是「專注、能量與活力」。當然，也有許多人是同時需要平靜與活力的。

平靜與活力，對亞斯人尤其重要

這兩種能力，其實也對應我們自律神經的兩大功能：副交感與交感。

副交感神經讓我們可以平靜、放鬆，提升消化、吸收、免疫、修復等功能；**交感神經**可以帶給我們動力與活力，提升雄心壯志與緊急應變能力。當然，神經傳導物質及荷爾蒙也會一同參與運作，例如血清素、正腎上腺素、多巴胺、甲狀腺、腎上腺、胰臟等。

副交感與交感神經系統看似相互拮抗，但是它們也會相互支持：副交感神經協助吸收與儲備能量，這些能量在需要時就可以交棒給交感神經使用；交感神經則可以消耗掉過多的衝動與活力，再交班給副交感神經，讓人可以放鬆、平靜、滿足、一夜好眠。

所以說，副交感與交感神經的運作既符合道家陰陽的「相生相剋」，其最佳狀況又符合儒家的「中庸之道」。

平靜與活力對於亞斯人來說尤其重要。一方面，亞斯人容易出現感官過度敏感、焦慮、暴怒等症狀，所以常常需要回到平靜。另一方面，亞斯人又容易有感官遲鈍、情緒淡漠、思維僵化等症狀，需要活力的加持。

本書中所提到的所有目標，包含改變、同理、彈性、韌性、溝通能力等，也需要有適合的生理狀況才有辦法執行。例如頭腦容易放鬆的人，才有可能打破僵化，更有彈性地去思考及行事；充滿活力的人，才更有動力去了解他人並建立深刻的關係。

所以，趕緊來認識一下如何調理生理、提升平靜與活力吧！

延續第十章對於神經傳導物質的介紹，在大腦中運作的幾種神經傳導物質，大體可以分為「踩油門」與「踩煞車」這兩種功能。

「踩油門」的神經傳導物質：提升活力

「踩油門」，也就是能提升活力的，包含可提升動機、判斷能力與回饋感的「多巴胺」，提升能量與專注的「正腎上腺素」，與掌管「打或跑」臨機應變能力的「腎上腺素」。它們是系列化學反應的產物，也就是：**苯丙胺酸→酪胺酸→L-多巴→多巴胺→正腎上腺素→腎上腺素**。

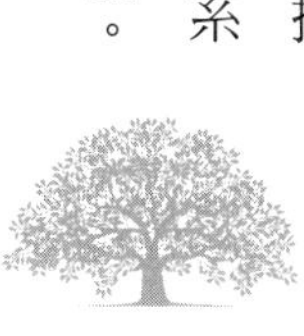

最上游的苯丙胺酸是一種必需胺基酸，也就是身體不會合成，必須從食物中攝取。所幸只要是富含蛋白質的食物中，都不會缺少它。我們比較可能缺乏的，是促進系列化學反應的催化劑，包含維生素B_6、鎂、葉酸、鐵、銅、維生素C等。

生活習慣中，運動可以提升多巴胺與正腎上腺素的合成，讓人專注又有活力。此外，運動還有諸多好處，可說是改善情緒與生理功能的最佳選擇，我們在下一章會有更詳細的介紹。

若營養及運動仍無法提升多巴胺與正腎上腺素，還是懶洋洋、缺乏動力、注意力不集中、思考能力下降……這時就可以尋求精神科醫師的評估，以藥物調節這些重要的神經傳導物質。臨床上治療注意力不足症、憂鬱症的藥物處方，其部分原理就是協助提升多巴胺與正腎上腺素功能。

需注意的是，這一系列神經傳導物質不是越多越好，過量的多巴胺會造成幻覺與妄想，過多的正腎上腺素與腎上腺素則有可能讓交感神經功能過高，引發心跳加速、心悸、焦慮，甚至是恐慌。例如銅是多巴胺轉換為正腎上腺素的催化劑，如果體內銅過高，就有可能引發恐慌、煩躁、心悸等症狀。

想要降低體內過多的銅，可以補充鋅。鋅與銅在腸道吸收時會相互競爭，所以提升鋅的攝取可以降低銅。此外，鋅可說是最多人缺乏的一種營養素，它可以同時為人們提升平靜與活力。關於營養的調理，對於容易挑食的亞斯人來說是一個極為重要的議題，我們在後面會有更多的介紹。

「踩煞車」的神經傳導物質：帶來平靜

再來談談「踩煞車」，也就是可以帶來平靜的神經傳導物質，主要包含血清素、褪黑激素、GABA、腦內啡、催產素等。

·「血清素」與「褪黑激素」：藉由亮與暗推動的神經傳導物質

前面提到，多巴胺與正腎上腺素是上下游產物，在這裡，血清素與褪黑激素也是上下游產物：**色胺酸→5-HTP→血清素→N-乙醯血清素→褪黑激素**。

其原料色胺酸也是一種必需胺基酸，必須從食物中攝取。只要是富含蛋白質的食品都含有色胺酸，只不過，大魚大肉中，其他胺基酸會過於強勢，反而不利於色胺酸的吸收及使用，所以比較理想的來源是植物蛋白，如黃豆、大紅豆、鷹嘴豆、腰果、黑芝麻等。

大多數人並不會缺色胺酸，比較會缺的是從色胺酸到血清素的「催化劑」，主要為鎂及維生素B6、鋅、維生素B3、葉酸、維生素C等。其中以鎂及維生素B6最為重要，下面會著重介紹。

多巴胺及正腎上腺素與「運動」這個生活習慣息息相關，血清素及褪黑激素則與「光線」這

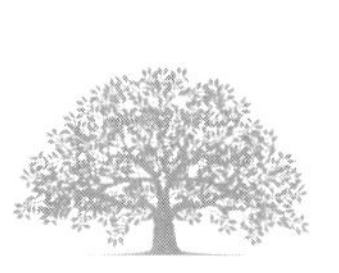

個生活要素綁定。白天「夠亮」，血清素會提升，讓人平靜；晚上「夠暗」，血清素就會轉換為褪黑激素，讓人一夜好眠。建議白天時在戶外走走，讓皮膚與身體接受陽光。

現代生活在晚上難以避免地會接觸到光線，但要記得３Ｃ產品以及ＬＥＤ燈具中，白光是由藍光所調和而成——藍光是能量很高的光，對於眼睛來說就是日光，會阻礙褪黑激素的分泌，導致失眠。所以建議在睡前一小時放下手機、平板，將臥室燈關暗，不要再接觸強光或藍光。一定必須接觸光線時，例如洗澡刷牙、睡前Ｋ書、用電腦趕報告等，可以調降光源、換用傳統鎢絲燈泡，或是使用防藍光的眼鏡。

褪黑激素除了能幫助睡眠，也有調適心情、調節免疫力、防癌、抗氧化、抗老化等多重功效。須注意在美加地區褪黑激素屬於保健品，可以自行購買，在台灣則屬於藥品，需要醫師評估後開立。所以說以自然的方法提升褪黑激素，可以做為優先選擇。

．「ＧＡＢＡ」：讓人放鬆、好眠

ＧＡＢＡ全名是γ-胺基丁酸（γ-aminobutyric acid），它是一種胺基酸，也是體內含量頗為豐富的神經傳導物質。**ＧＡＢＡ對於神經主要為抑制作用，可以讓人放鬆、好眠。這對於神經系統常常從零飆至一百的亞斯人來說，是一個重要的煞車機制。**

食物中，ＧＡＢＡ僅少量存在於糙米、蔬菜、發酵食品等，不易單純靠吃的就足夠，主要來源其實是由腸道中的細菌所合成。**調節腸道中的益生菌**，也是目前越來越為重要的一個健康議題，我們在下一章會做介紹。

另外，**提升維生素B6與鎂**，也可以促進GABA的合成。白天補充低劑量GABA可以有放鬆、降焦慮的效果，晚上服用則可幫助睡眠。另外，GABA還有調節血壓與自律神經、促進生長激素（增肌、減脂）等功效。因GABA效果溫和且安全，所以屬於保健品，可自行選用。近年在日本頗為流行，商店都可見到GABA巧克力、GABA口香糖、GABA汽水等產品。

・「腦內啡」：體內的天然止痛劑

腦內啡（endorphin）是人體內的天然止痛劑，也可以帶來放鬆、平靜、滿足、自信的感受。跑者快感（runner's high）——當堅持劇烈、持續，甚至是痛苦的運動後，身體產生的舒服、欣快、平靜、滿足的感受——主要就是由腦內啡所帶來。

有趣的是，腦內啡由腦下腺分泌，但其受體卻遍布中樞與周邊神經，甚至關於學習與記憶的腦區域也有腦內啡的受體。

可以推測，當我們持續、認真，甚至是刻苦地學習，並有所心得或突破時，所經歷的那種茅塞頓開、醍醐灌頂的感覺，就和腦內啡有關。而這種學習、學會所帶來的喜悅，又可以加深記憶，並促進更多的學習，成為一個對於人生極為寶貴的正性循環。所以探索新知識、解題、學

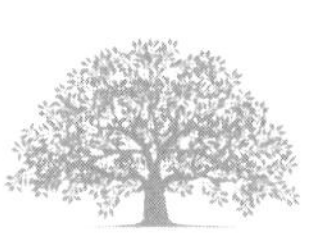

習新技能，甚至只是興趣上的自我挑戰，例如練習蛇板、破解魔術方塊等，當突破發生的那一刻，那種興奮、滿足的感覺，都代表腦內啡的大量分泌。

除了艱苦的運動與挑戰新事物，一個簡單的習慣：大笑，也可以促進腦內啡的分泌。所以遇到壓力時，說個笑話或是看部有趣的短片，都有調節情緒的功效。

此外，透過正念與靜坐的訓練，也能提升腦內啡的分泌，這也許就是「禪悅」感受的由來。

所以說，想要體驗腦內啡帶來的快樂，不論動態、靜態的方法，都值得一試。**自己創造自己所需的平靜與喜悅，會讓你更有自信。**

・「催產素」：愛與連結感的創造者

最後還有一個對於亞斯人來說，十分重要的神經傳導物質需要認識，那就是「催產素」（oxytocin）。

催產素又名子宮收縮素，顧名思義，最早是發現它能促進分娩。後來又發現它可以促進乳汁分泌，更加確定其與生育的關聯性。但催產素的功能遠不止於此。

催產素除了是神經傳導物質（作用在神經末梢），亦兼具激素（荷爾蒙）的特質，也就是可以透過血液循環作用到全身。藉由體驗生產的過程，我們可以更為深入地認識催產素。

你是一個胎兒，原本懸浮在羊水之中，溫暖又舒適。隨著產程的進行，子宮一陣陣地猛烈收縮，勉強你擠過狹窄的產道，讓你承受極大的壓力與疼痛。之後突然來到一個空蕩蕩的世界，重力、寒冷、刺眼的光線、窒息感（必須咳出肺中的羊水才能吸到第一口空氣）、幾隻大手拉扯擺弄（引產、檢查、擦拭、測量等一系列工作），讓甫從胎兒不得不轉變為嬰兒的你，承受極大的創傷與恐懼。

媽媽這邊也不好受。所有的疼痛之中，生產排名第一。首先經歷數小時到數天不等的陣痛，之後必須承受產道的擴撐、會陰切開術、碗公般大胎盤的剝離，以及隨之而來的大出血。當完成分娩時，媽媽已經精疲力竭，承受極大的身心壓力……怎麼辦？生產過程為孩子與母親都留下極為痛苦的身心印記，會不會造成長期的負面影響？

還好，我們的身體設計得十分巧妙。當完成分娩後，孩子第一次趴在媽媽的胸口，依循本能尋覓乳頭時，神奇的事情發生了！一種溫暖、平靜、安全、舒服的感覺逐漸瀰漫全身，趕走了初初來到這個世界的驚恐與不適。同樣的感受也發生在媽媽身上，讓媽媽抱著眼前的小寶貝時，充滿平靜與感動，忘卻了疼痛與疲憊。為什麼？因為此時，媽媽與孩子體內都充滿了催產素。

催產素的發現，讓抽象的「愛」，成為一種可以解釋、可以觀察、可以測量的生理機轉，所以又稱為「愛的荷爾蒙」。除了親子之間，它與伴侶之間、人與人之間、團體中，甚至是人與寵物之間的親密感、連結感及同理能力都有關係，可想而知對於亞斯人提升社交興趣與人際能

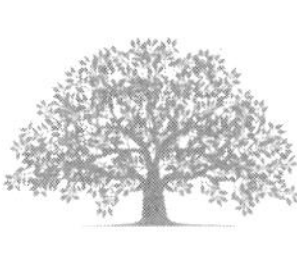

力十分地重要。確實也有研究發現，部分自閉／亞斯與催產素受體異常有關。

提升催產素：以關懷代替兩敗俱傷的宣洩

如何提升催產素？研究顯示，眼神接觸、觸覺接觸（如牽手、按摩、擁抱、親吻）、一起做些唱歌、跳舞或遊戲等開心的事情，都可以增進平靜、溫馨、親密感與信任感，也就是促進催產素的分泌。所以說，它的獲得並不困難。重點是，我們常常忽略了主動提升催產素的重要性。所以這裡再以一些例子，讓大家對於催產素有更深的體悟。

眾所周知，長期處於壓力之中，會造成身心健康的損害。但是許多長年承受巨大壓力的企業家，例如洛克斐勒、稻盛和夫、松下幸之助、巴菲特、張忠謀等，卻可以享有健康長壽，為什麼？景氣變化與競爭的壓力下，開不完的會、跑不完的行程、解決不完的問題、決定企業存亡的燒腦決策……為什麼這些可以輕易摧毀常人的壓力源，在他們身上卻不見負面影響，甚至給人一種壓力越大、活力越高的感覺？

如果你對這個議題感興趣，建議可以觀看史丹佛大學心理學家凱莉·麥高尼格（Kelly

McGonigal）的ＴＥＤ影片《如何讓壓力成為你的朋友》，相信會有很大的啟發。

直接說結論，第一，這些企業家面臨壓力時，除了如同一般人一樣，身體會產生壓力荷爾蒙，但同時也會產生催產素。催產素如上所述，可以帶來平靜與安全感，還可以抵銷壓力荷爾蒙的負面效應，達成降低血壓、舒張血管、降低發炎，甚至促進心臟修復的神奇功效。

你會不會好奇：為什麼一般人在壓力下，主要分泌壓力荷爾蒙，這些企業家在壓力下卻會連帶分泌催產素？可想而知，這與「面對壓力的感受不同」有極大的關聯。

一般人把壓力視為苦差事，避之唯恐不及；不得不與壓力互動時，又滿腹哀怨，所以身體不太會分泌催產素。而善於與壓力共舞的人，卻把壓力視為自己的孩子或心愛的寵物，所以會分泌較多的催產素。講一句肉麻的話，你必須「愛上你的壓力」，才是一種對自己有長期幫助，也更有機會改善壓力的雙贏策略。除了企業家，屢敗屢戰、堅持不懈、時常進入「心流」狀態的運動員、發明家、科學家、慈善家、藝術家，他們的成功，催產素勢必功不可沒。

催產素還有一個更重要的功能，就是**提升人們尋求人際支持、交流與撫慰的動機**。研究顯示，重大壓力如經濟問題或離婚會提升人們的死亡率達30％，但是在壓力下會尋求關懷或關懷他人的人，壓力對其健康卻無負面影響，這也是催產素在壓力下，保護作用的再次呈現。

亞斯人，尤其是認真的亞斯人，常常在學業、事業與人際關係上，承受龐大的壓力。但是我

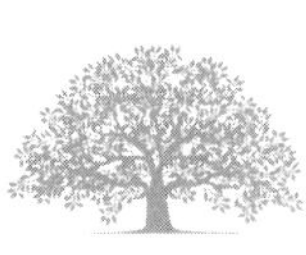

們也觀察到太多亞斯人承擔壓力後，會將其轉嫁給身邊的人。輕則愛理不理、沒耐性、批判、責罵，重則激動、暴怒，甚至摔東西、暴力相向。

請記得，此時可以保護你免於壓力傷害的、讓你長期保有健康的，正是身邊相互關懷的各種關係及互動。所以下次承受壓力及負面情緒時，記得停看聽、深呼吸一下，重新想想家人、朋友、寵物等各類關係對於你的意義，主動**以關懷代替兩敗俱傷的宣洩。**這樣，你們都會分泌大量的催產素，為雙方都帶來正向的感受以及長期的健康。

讓神經傳導物質重回平衡

認識了多巴胺、正腎上腺素、血清素、GABA、腦內啡、催產素等神經傳導物質，是不是驚訝於人們的情緒、感受、好惡、習慣、性格，甚至命運，居然都決定於這幾個小小的分子？科學的腳步不曾停歇，不斷有新的發現揭露生命的奧妙。建議大家養成查詢資料的習慣，提升自己對於身心健康的掌握能力。如果無法自我調適，也要積極尋求醫療專業的協助，讓神經傳導物質重新回到平衡。

但影響亞斯朋友以及每個人情緒與健康的因素，遠不止於神經傳導物質。下面，我們就來一探其他因素對於身心的影響。

22 「修身」才能養性（之二）

——調整體質，讓身體成為你的好幫手

嘗試從「根源」解決問題

從事精神醫療工作，今年是第二十六年。前面的二十年是在醫院服務。醫院工作緊張忙碌，又因為照顧的患者多屬重症，有自殺、暴力、身體急症等風險，所以面臨各類狀況，都需立即、有效、符合專業的快速反應。醫學上有所謂「臨床指引」，是專家依據大量研究以及臨床經驗所制定出的ＳＯＰ（標準化流程）。所以一切處置，只要符合臨床指引就成為最安全的上策。

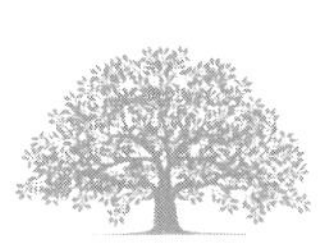

六年前離開醫院，開設了自己的診所後，終於有多餘的時間與精力思考一個困惑多年的問題：為何經過精神科標準治療下的疾病，幾乎都沒有「痊癒」的可能？

確實，依照統計數字，五分之四的精神官能症（如恐慌症、社交焦慮症、強迫症等）、四分之三的思覺失調症、三分之二的憂鬱症與二分之一的躁鬱症，在完整的藥物治療下，都可以得到不錯的改善。

但是仔細想想，這也表示有五分之一的精神官能症、四分之一的思覺失調症、三分之一的憂鬱症與二分之一的躁鬱症，無法得到良好的控制，這樣的結果，你覺得理想嗎？尤其，所謂「不錯的控制」，也僅是「部分改善」，大多並非「痊癒」。即使是一個小小的失眠，醫師所開立的睡眠藥物也僅僅是讓你可以睡著，而非澈底擺脫失眠這個問題。

如果我們自己或是家人生病時，即使認真接受治療，最終還是落在那始終無法改善的五分之一或二分之一，那將是多麼無奈的一件事？試問，如果你去耳鼻喉科看感冒，醫師說：「好的，沒問題，我可以幫你治療感冒……但是有三分之一的機率可能無法治癒喔。」這樣的療效，你能接受嗎？但，這就是藥物主導的精神醫療之現況。

藥物的主要作用，是紓解症狀及調節血清素、正腎上腺素、多巴胺等神經傳導物質。可想而知，是在下游（症狀）與中游（神經傳導物質）進行改善。有沒有更上游的方法，可以從根源解決問題？這是我想深入探究的。

其實這也並不神祕。目前已知的、更為上游的解決方案，包括心理治療、生活習慣以及營養等。本書多數內容，大多在調整我們的認知，也就是一種自助式的心理治療。當然，如果你的心理狀況過於嚴重，無法自我調適時，建議尋求專業心理師的協助。

心理狀況改善了，接下來，你可以針對「生活習慣」以及「營養」這兩大重點，從根源上讓自己更為健康、快樂。

生活習慣：重整大腦的關鍵

．動：運動

想像你是一位高中校長，學生課業成績普遍不佳，校園霸凌與校園暴力事件頻傳，你邀集各科教師開會商討對策，你覺得誰最有可能解決這些問題？

在美國芝加哥的內帕維爾中央高中，體育老師們挺身而出，解決了上述難題。首先，他們請學生早上到校後，第一堂課就進行一千六百公尺跑步，每人配戴智慧手環，以平均心跳打

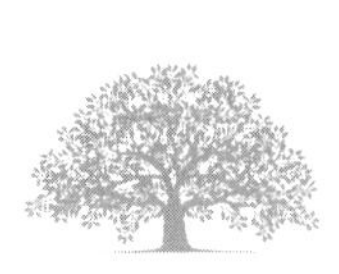

成績。

這個聰明的做法，大大鼓舞了平時不喜歡運動的同學。因為他們總是跑幾步路就氣喘吁吁、心臟狂跳……但這也為他們換來好成績，提升持續參與的動力。

另外，體育老師們還設計了包含攀岩等十八種充滿趣味、同時注重團隊精神的競技活動，讓學生依自己的興趣參與。一段時間的努力後，成果令人驚豔，校園暴力與違規行為大幅下降，閱讀能力大幅提升，甚至在TIMSS這個一向由亞洲學生包辦的國際數學及科學學力測驗中，勇奪全球第一的殊榮！之後陸續有兩萬多名學生接受類似的運動與學校表現之研究，得到的結果是：一致有效！

運動對抗精神疾病，也同樣得到令人振奮的成果。以憂鬱症為例，運動對於憂鬱的療效與抗憂鬱藥物相當；至於對於憂鬱復發的預防效果，則是藥物的兩到三倍！為什麼會有這樣驚人的功效？其實運動對於身心健康的益處，遠比你想像還要來得多。

運動可以提升上一章所提到的多巴胺與腦內啡等神經傳導物質，同時燃燒掉有害身心的壓力荷爾蒙，這可以改善情緒，創造亞斯人最需要的平靜與活力。運動還可以促進心肺功能、調整新陳代謝，增肌、減脂並預防三高。多數運動注重團隊合作或是與三五好友一同進行，可以促進人際互動與關懷，達成抗壓、提升幸福感之功效。最重要的是，運動還可以增加BDNF （brain-derived neurotrophic factor，腦神經滋養物質）之分泌，讓大腦靈光，提升專注力、思考力、毅力與創造力。

關於運動對於身心健康的影響，可以參考哈佛醫師約翰．瑞提（John J. Ratey）的《運動改造大腦》，以及瑞典精神醫學專家安德斯．韓森（Anders Hansen）的《真正的快樂處方》這兩本書。亞斯是最「講理」的一群人，相信充分了解背後的道理，會讓你有百分百的動力去建立屬於自己的運動習慣。

．靜：正念、靜坐與日照

有動就有靜，接下來的兩種調節體質的方法，不需要辛苦，靜靜地就能完成。一個是**正念或靜坐**，其功效及具體方法，在下一章有完整的介紹。

另一個更為簡便的方法，就是**日照**。前一章提到，日照可以提升血清素，為人們帶來平靜，並改善季節性憂鬱。另外更廣為人知的是，日照還能提升身體的維生素D。維生素D除了調節鈣平衡、強健骨骼外，更對於免疫力、代謝、消化功能、情緒、記憶與認知，都有很大的幫助，所以是一種被嚴重低估的營養物質。

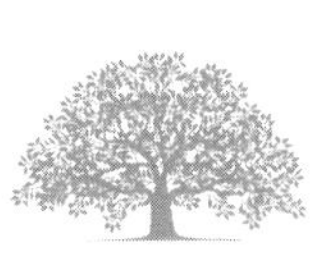

此外，適度的日照還有提升專注力、幫助夜間睡眠、改善循環、促進膠原蛋白生成等功效。所以說，愛美、注意防曬的同時，大家不要忘了太陽這個健康的好伙伴。

在台灣這樣日照充足的地方，折衷的方案就是適量接觸清晨或傍晚紫外線較低的陽光，做好臉部防曬，但暴露更多的身體皮膚在陽光下，以攝取這個重要的能量維他命。

營養：吃下肚的，決定你是誰

阿宥今年小學四年級，從小喜歡自己一個人玩，即使出門作客或是家中有外人來，也是靜靜地坐著發呆，少與人互動。有時會固執，尤其日常生活出現變動，像是進入新的班級或是必須接觸新事物時，都會出現抵制、甚至激動的情緒。到這裡，大家可以得知阿宥有亞斯伯格傾向。

但真正困擾父母的，是阿宥的兩大問題。第一是選擇性注意力：對於自己有興趣的事物，例如樂高、麥塊（Minecraft，頗受亞斯人熱愛的一種遊戲軟體），玩一天也不會膩；但是沒有興趣的事物，例如上課及體育競賽，就會顯得一片茫然。甚至有時整個白天都精神不佳，尤其早上喜歡賴床，叫不起來。第二，阿宥的飲食極不均衡，對於自己喜歡的麵包、甜點、零食可以吃不停，含糖飲料更是當開水喝，至於對於身體有益的青菜與蛋白質類食品，卻是威逼利誘也毫無興趣。結果是，十歲的年紀，一百三十幾公分，體重已達到五十多公斤，白白胖胖像是個小肉球。

阿宥的父母是健康養身派，不希望阿宥小小年紀就必須服用藥物，所以諮詢醫師有沒有不靠藥物就可以改善專注力與學習動機的方法。

我詢問到阿宥除了前面的問題，還有滿嚴重的鼻子過敏與異位性皮膚炎。另外因為少吃蔬菜，兩、三天上一次大號已變成習慣。檢查阿宥的身體特徵，除了虛胖、膚色白，還有眉毛稀疏、指端破損、指甲啃得短短的等現象。

針對阿宥的體質，我給出下列建議營養：補充富含omega-3的魚油、鋅、鎂，以及維生素B6較為充足的綜合維他命。因為孩子不願意吃蔬菜，所以每天提供一杯現打的蔬果汁。減少含糖飲料、甜食及碳水化合物的攝取，且在早餐提升蛋白質類食物的含量。

生活習慣方面，鼓勵孩子多運動、多晒太陽。

另外，以個別及團體的兒童職能課程，提供專注力及人際互動訓練。

頭兩週，阿宥的精神與活力即得到提升，排便也恢復到一天一次。一個月後，鼻子過敏減少、皮膚狀況改善，激動的情緒也較少出現。雖然專注力與人際能力還有待提升，但是似乎一切都朝著不錯的方向前進。

我相信，人是一個整體，身心的問題，常常由共通的原因所造成。所以說，**可以改善「體質」的方法，通常也可以改善腦功能，也就是可以改善「心理」狀況。**對於亞斯朋友來說，因為先

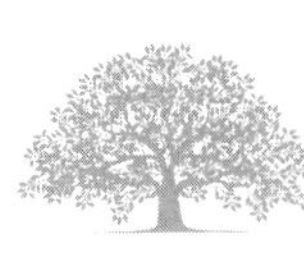

天體質與缺乏彈性的飲食及生活習慣，常常讓身體出現不平衡，更進一步影響心理功能。如果你有腸胃、皮膚、體重等狀況，容易精神不佳、腦霧或是自律神經失調，甚至身體檢查已經出現脂肪肝、三高等問題，建議關注「體質」這個議題，必要時可以尋求專業之協助。

臨床上，最常見、最常影響身心健康的體質問題，包括：

一、發炎體質

如果有過敏、上火、嘴破、青春痘、頭痛、經痛、肩頸痠痛、腰背痛等各類痠痛，就有可能屬於發炎體質。造成發炎體質的原因包含：糖與精緻澱粉攝取過量、冰淇淋等身體不認得的過度加工食品、omega-6 過多／omega-3 不足（omega-6 提升發炎，omega-3 下降發炎）、接觸特異過敏原、麩質過敏、肥胖、壓力、作息不正常等。

發炎會大幅影響人們的大腦運作，例如：據統計，90％以上的過動兒合併過敏體質，而過敏只是表象，其實他的全身、包括神經系統都可能處在發炎狀態。所以有可能是發炎造成孩子的不專注、青少年的暴躁、亞斯的固執，以及大人的憂鬱、焦慮與自律神經失調。對於這樣的體質，「降發炎」成為第一要務。

二、氧化壓力體質

指的是身體常常承受自由基的攻擊，導致各種病徵。最簡單、直覺的理解：鐵釘會生鏽、削過的蘋果會發黃，就是被自由基攻擊的結果，也就是氧化反應。

這種體質與發炎體質有許多重疊，因為發炎的狀態下，身體也會產生大量的自由基。自由基會攻擊細胞膜、蛋白質、身體裡的各類化合物，甚至是DNA，所以可能會影響基因的表現。氧化壓力與老化、心血管疾病、癌症、自閉症、失智症及多數精神疾病相關。

有氧化壓力的人，身體容易出現消化、呼吸道、皮膚、免疫、感染等各類問題，癒合能力也不佳。因為壓力、運動及晒太陽都會提升自由基，導致不舒服，所以有氧化壓力體質的人無法承受壓力，常被誤解為是草莓族；也不喜歡戶外活動，容易被視為偷懶、宅男宅女。

三、吡咯體質

這是功能醫學學者所提出、尚未得到主流醫界認可，但我在臨床經驗中卻一再見到的一種代謝異常。吡咯體質也屬於氧化壓力的一種亞型，其體內血紅素代謝物吡咯（pyrrole）上升，吡咯在代謝過程中，又會消耗維生素B_6、鋅及生物素，導致一連串的身心症狀。

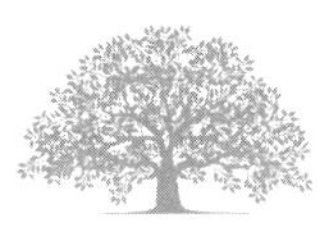

其身體特徵包括膚色白、眉毛稀疏、體型瘦弱或是虛胖、皮膚容易有成長紋、容易有青春痘或其他皮膚問題、早晨沒胃口、吃東西喜歡重口味、容易出現自體免疫或各類感染。心理特徵包含抗壓性不佳、小刺激大反應、情緒波動大、反覆的自我傷害行為、壓力下容易出現幻聽或妄想、嚴重的焦慮或憂鬱、注意力與學習能力下降、易衝動／固執／暴怒、睡眠障礙、常日夜顛倒。以上身心特徵超過三分之一以上，就需懷疑是吡咯體質。本章開頭的小朋友阿宥，就屬於吡咯體質。

吡咯體質容易被誤診為情緒障礙、邊緣性人格、恐慌症、強迫症、亞斯、注意力不足症、學習障礙等其他精神疾病，接受不必要的治療。事實上，吡咯體質是各大體質中最容易改善的，補充抗氧化劑、鋅、維生素B6及其他營養，通常一到兩週就可以見到顯著的變化。

據研究統計，吡咯體質的盛行率在一般人中約8％，注意力不足／過動症是18％，自閉症及亞斯是28％，憂鬱症是24％，躁鬱症是35％，思覺失調症是30％，比例不低，不該被忽視。

四、胰島素阻抗體質

是指因為糖或碳水化合物的攝取過多或過於頻繁（如三餐消夜加零食），導致血糖持續上升，胰島素必須頻繁分泌，最終周邊細胞開始對於胰島素反應鈍化的現象。據研究顯示，一半以上的成年人可能都有胰島素阻抗，它也是後續糖尿病的根源。

若年紀輕輕就出現黑色棘皮症（脖子後方、腋下或關節處的皮膚顏色加深且較為粗糙）、腰圍過大、多囊性卵巢、無原因的疲憊或記憶下降等現象，都有可能表示身體出現早期的胰島素阻抗。

胰島素阻抗可說是萬病之源，除了糖尿病，其他代謝性疾病、腎臟病、關節炎、白內障，甚至癌症等，都與其相關，所以所有人都需特別注意。

部分亞斯人因為少運動，加上不均衡的飲食習慣，容易在中年後就開始出現啤酒肚、脂肪肝、脫髮、疲憊、痛風、關節痛等健康問題，這與胰島素阻抗有密不可分的關係。

預防自己成為胰島素阻抗體質是貫穿一生的長期抗戰，最好從青少年時期就開始養成良好的飲食習慣。對於一天所攝取的碳水化合物要做好「總量管制」，例如嘴饞吃了零食後，下一餐的白飯就必須減量。尤其要注意空腹時不可攝取高ＧＩ（glycemic index，升糖指數，即食物提升血糖的速度）的食品，例如含糖飲料、甜點、麵食、白飯、白麵包等精緻碳水化合物，這會造成血糖震盪，影響血糖調控、情緒與專注力。進食宜放慢速度，並將高ＧＩ的食物與飲料放到最後使用。

五、壞乘客體質

這是我為這種常見的身體失調所取的名字。想像人體是一艘太空船，你覺得太空船真正的主

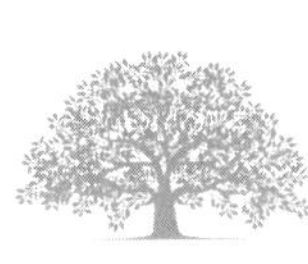

人是誰？

我們的身體住了一大群乘客，它們的數量比我們多：人體約有三十兆細胞，它們的數量卻達四十到一百兆！它們的基因也遠比我們強大：人體基因需要經過重重關卡才能表現，但是它們因為構造簡單，所以基因可以快速表達。沒錯，它們就是住在我們體內的「微生物」。

人體在胚胎早期有一個重要構造，叫作神經脊。它是一個管狀結構，之後，上端會發育成大腦、下端則會發育成消化系統，中間的連結就是自律神經。大腦與腸胃可以透過自律神經相互影響，所以說自律神經失調，可能是心理（大腦運作）所引發，也可能是腸道環境異常所導致。

腸胃有豐富的神經系統，所以又稱為「第二大腦」。與我們共生的多數微生物住在腸道中，協助我們消化食物、製造維生素、調控代謝功能，甚至調節免疫力。它們也可以透過多重機制影響大腦的運作，甚至決定人們的情緒、能量、個性與專注力。如果你或家人的心理問題合併消化不良、脹氣、便祕、腹瀉、腸躁等腸胃不適，就需特別注意是否屬於壞乘客體質。

體質改變的其他注意事項

其他如個別營養失調、腸漏症[4]、基因變異、甲基化失調[5]、荷爾蒙失調、重金屬與其他毒素、粒線體功能失調[6]等，都有可能改變體質，更進一步影響我們的情緒與精神狀態。

不同於疾病需要醫藥治療，這些體質的調養，多數是我們可以自己評估及進行的。在此簡單整理自閉／亞斯兒童與大人可以嘗試的營養調理。

如果對於這個議題有興趣，可以參考：功能醫學權威威廉・威爾許（William J. Walsh）博士的《營養的力量》、麻省總醫院醫師烏瑪・納多（Uma Naidoo）的《大腦需要的幸福食物》、台大醫師張立人的《大腦營養學全書》，以及「台灣營養精神醫學研究學會」網站（https://www.tsnpr.org.tw）。

・該減少或避免的

糖、精緻碳水化合物、過度加工食品、重金屬及殺蟲劑等毒物、omega-6為主的油類（如沙拉油或玉米油）、反式脂肪、環境過敏原（如塵蟎、花粉、PM2.5等）、個人過敏原（如麩質、酪蛋白等）、不必要的抗生素及類固醇、銅（需經檢驗確定）或其他重金屬。

---

4. 腸漏症（leaky gut syndrome），指的是腸道黏膜因為發炎或其他因素遭破壞，造成通透度增加，導致病原體、過敏原或其他有害物質容易進入體內。
5. 甲基化是調控基因表達的重要機制。甲基化失調會導致血清素、正腎上腺素、多巴胺等神經傳導物質的功能變化。
6. 粒線體是細胞內的發電廠，粒線體功能失調會導致疲累、代謝異常等問題。

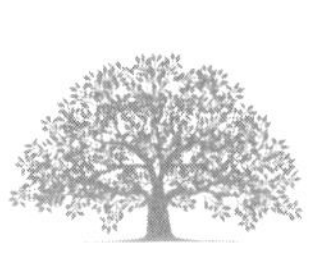

·可以嘗試補充的

鋅、鎂、硒、omega-3（尤其是EPA）、D_3、維生素B群、抗氧化劑（如維生素C、E、Q10、硫辛酸、NAC等）、植化素（如薑黃、藍莓、類胡蘿蔔素、白藜蘆醇等）、益生菌、卵磷脂／腦磷脂等。

如果你覺得這些營養品所費不貲，其實也有不花錢、甚至可以省錢的方法，能夠有效調節體質。如果你已成年且身體狀況許可，可以嘗試生酮或輕斷食，並觀察情緒或精神狀態是否改善。用最簡單的降低碳水化合物總量或拉長進食間隔的方法，可以調節代謝功能，改善胰島素阻抗，調整情緒與大腦的運作，讓身體充分休養生息。甚至有研究顯示，每天超過十二小時的輕斷食就有促進腦細胞再生的功效。

·特別提醒事項

一、以上營養的補充，如果經由對於功能醫學或營養醫學有專精的醫師或營養師評估或檢驗後，可以更為精準。只可惜目前功能醫學或精準醫學相關的檢驗較昂貴，且尚未普及。

二、因目的為體質調整，而非疾病治療，所以即使檢驗數據未出現紅字，只要落在高、低標，也可能需要注意。

三、如果已達疾病程度，建議尋求專業醫師的評估，營養並不能完全取代正規醫療。

四、因為自閉／亞斯有高度遺傳傾向，所以你的孩子也有很大的可能出現自閉或亞斯。依據威爾許博士的建議，從懷孕初期（尤其第二十至二十四天）到四歲之前，胎兒或孩子都有可能突然經歷嚴重的氧化壓力，導致腦功能惡化。所以說，從計畫懷孕開始，準媽媽就要注意體質的調理。寶寶出生後，更要細心觀察其身心狀態。避免常見的氧化壓力、過敏／發炎、鋅不足／銅過多、腸道菌叢失調、消化不良、汞／鉛等毒素、甲基化不足等問題，並補充必要營養，這樣就有機會大幅預防自閉／亞斯的發生，或改善發生後的症狀嚴重程度。

全人的觀點

如果你有遠大的理想，一定需要一個健全、同時兼具平靜與活力的身體做為後盾。用對方法，每個人都可以創造自己想要的體質、情緒與感受。期待這兩章學習到的知識，可以拋磚引玉，提升你對於體質調理的興趣，主動吸收正確的知識，幫助自己，也幫助心愛的人。

也期待醫師能以全人觀點重新看待每位求助的患者，不再只是鑽研藥物。期盼健保單位可以更加重視體質的調養，在更上游促進各年齡民眾的健康。對於預防保健提供更多的給付，一定可以大幅下降治療疾病的支出。

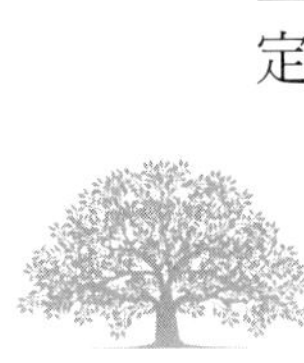

希望有一天，全民都可以用更平實的價格接受更詳盡的體質評估。也希望有一天能看到大多患者走出診間時，手中拿著是關於運動、日照、正念或是營養的「健康促進處方」。

本章練習 透過第二十一與二十二章的內容，評估自己的生理狀況，並且為自己擬定相對的健康計畫。需特別注意參考資源是否可靠，審慎評估，以免誤信不實資訊，破財又傷身。

23 幫助了馬醫師，也必將幫助到你的神兵利器

接下來要介紹一個你每天、甚至時時刻刻都可以用得到，而且又一定能幫助到人生各個面向的心理技巧：正念（mindfulness）。

高中時，我曾罹患非典型憂鬱症

記得高二那一年，我陷入人生的谷底。就讀知名學校的資優班，面對強大的對手，成績不見起色。班上流行排球，而我的專長是籃球，自然也無用武之地。再加上亞斯特有的白目性格，讓人緣也好不到哪裡去……直到壓垮駱駝的最後一根稻草出現……

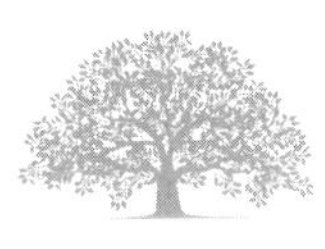

記得那一陣子，班上正如火如荼地準備合唱比賽。這是本校的一個特色活動，各班級無不使盡渾身解數。志不在名次，而是如何靠搞笑與創意名留校史。一次又一次的班會與自習課，花費大量時間討論與練習，讓我越來越不以為然。於是一天大家正討論得十分熱烈時，我舉手上台，發表自己的看法：「各位同學好！我問你們，聯考有考合唱嗎？沒有嘛！那我們為什麼還要花這麼多時間與精神來準備？」

原本以為大家會大夢初醒、點頭加鼓掌，停止這一場鬧劇。但是我顯然缺乏閱讀空氣的能力……所有人一臉錯愕，然後繼續討論合唱比賽，而我也被視為白目、不合群的一員，從此被當作空氣。

成績不佳，人際關係也不好，高中生涯等於澈底黑掉了。我漸漸發現，每天即使睡飽了，起床後仍然十分疲憊……茫茫一天，不知如何面對。高二一整年的記憶十分模糊，我只記得那種感覺：像是被透明膠水黏住的昆蟲，看出去一片模糊，身體也十分沉重，甚至連心靈都常常有遲滯、動彈不得的感覺。

擔任精神科醫師之後，我才知道這就是青少年常罹患的、以無精打采為特徵的「非典型憂鬱症」。

氣功的啟蒙

昏暗無光的高二終於結束，進入讓人可以喘一口氣的暑假。我尋思還有沒有機會重新站起來。首先，我明確地知道，重複過去的行為模式一定不會有幫助，我必須找出一些新的方法，**出奇才能制勝**。

這時，愛閱讀的習慣幫了大忙。在那個暑假，我一有空就往重慶南路的書店街跑，除了找尋提升成績的參考書、幫助改善人際關係的心理書籍，再來就是看看有沒有可以讓自己身心狀態更健康的方法。最終，一整櫃的書籍吸引了我的目光……那就是中華傳統文化「氣功」相關書籍。

我想，也許一萬個青少年都不會有任何一個對於這件事有興趣吧。但或許這就是我可以出奇制勝、彎道超車的絕妙好棋。於是，我挑了一本特別有感覺的書回家研讀，之後並報名了這位老師的課程，從此踏上氣功修練之路。

記得老師第一堂課就對我們說：「現代人總是忙著向外看、向外追尋，我們現在要開始向內看、向內探尋……」這句話讓我十分震撼，猛然醒悟自己的煩惱原來都是向外界比較、計較、

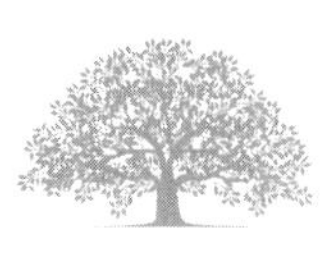

評判所造成。我太少向內去觀察自己、照顧自己。

於是，從動功到靜功，我認真投入，每天早、晚至少練習四十分鐘。一個暑假過後，開學後的第二次段考，我考了全班第一名。

嘗到甜頭之後，我持續練功的習慣，一年四季不中斷。到了大學更上一層樓，轉而探索更深奧的「禪修」，陸續參與過四次禪七（八天七夜住在寺院，不能說話的精進禪修）。反覆練習下，氣功及禪修成為我的本能，也就是前面提到的「強大迴路」與「主流DMN」（見第十二章）。

氣功與禪修，有什麼好處？

一、改善情緒

並不是說從此再也不會有七情六欲，而是帶來更多的平靜，而情緒出現時也不再會造成決定性的影響。

二、深刻的放鬆技巧

我指的是身體與心理雙重的放鬆，也就是比起打或跑的「交感神經」狀態，我更常進入休養生息的「副交感神經」狀態。另外，肌肉的放鬆，也讓痠痛等相關問題隨之減少。

三、身體更健康

心情輕鬆，加上常常進入修復狀態，讓循環、免疫、新陳代謝、消化等功能都更加健全，不容易生病。

四、更為專注

專心於身體感受的鬆靜功，加上觀息、數息等禪修練習，讓我的專注能力大幅提升、腦筋更為冷靜、清醒，不易受外境打擾，也更能高效運作。

五、改變認知

氣功與禪修，都講求不執著、放下自我、天人合一。這讓我養成不要為小事抓狂、以宏觀看世界的習慣。

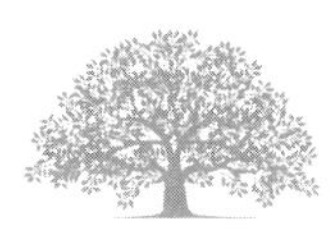

東方的「禪修」，即西方的「正念」

正念其實就是東方的禪修，於一九七〇年代由瓊・卡巴金（Jon Kabat-Zinn）及李察・戴維森（Richard Davidson）這兩位學者進行系統性的研究，並推廣至西方世界。

正念的主要內容，就是藉由特殊的練習，同步達成平靜與專注。乍看之下，正念甚至不如滑手機，因為並沒有創造出什麼有建設性的成果。但是它卻是專家公認優化身心健康最強大的利器。

這由當代兩大腦科學巨擘的觀點可以看出：提出情商（ＥＱ）的丹尼爾・高曼（Daniel Goleman）以及提出第七感的丹尼爾・席格，他們經過長年研究後，最終都不約而同地高度推崇正念的功效。

・正念的好處

在正念下，我們不再追求外在的事物及資訊，不受外境與內在生理影響，不被喜、怒、哀、懼等情緒牽著鼻子走，可以真正做到深層的停、看、聽。

仔細想想，我們的煩惱，不是來自於「過去」的創傷與懊悔，就是來自於對「未來」的焦慮；更多人的痛苦來自於無奈、無法掌控自己的命運。但我們忘記了，我們永遠都擁有**「現在」**，這個我們可以決定一切、可以憑自由意志行動的現在。

正念就是一種**「活在當下的藝術」**，它讓我們不再被過去與未來所綁架，恢復掌控權，但又是放棄掌控一切，融入更為高妙的大我。

以生理狀態來說，正念習慣讓我們可以「厚積而薄發」，建構以副交感神經為主的生理基調，隨時可以休養生息。

正念讓多巴胺緩慢但持續地釋放，不會因充滿誘惑的事物而輕易耗竭，只想躺平；也不至於因充滿刺激的外境而高高低低、患得患失。加上血清素、催產素與腦內啡的共同作用，活在正念中，讓我們隨時放鬆又滿足，擁有匀細的洞悉力及深長的續航力，在高壓、繁忙的人生中，可以積極追求目標，又不忘享受過程中的美妙風景。

醫學研究顯示，鍛鍊正念，可以改善壓力、憂鬱、失眠、慢性疼痛，甚至對於高血壓、自體免疫疾病、癌症的生活品質都有顯著的幫助。更吸引人的是，正念可以預防年齡導致的腦細胞退化。

人為什麼會老化？主要的原因之一是染色體端粒（telomere）的減短。端粒如同鞋帶兩頭的保護套，保護染色體不致鬆脫。細胞每分裂一次，端粒就會減短一小節，端粒消耗至一定程度，細胞就再也無法分裂，也會因染色體鬆脫而更容易死亡。

幸好，細胞中有一種端粒酶（telomerase），可以重新延長耗損的端粒，也就是有回春的功效。

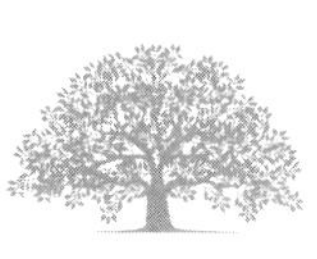

促進端粒酶、進而可以延長端粒的方法十分稀少，但經研究顯示，正念正是其中之一！

集合以上諸多好處，也難怪「正念」成為心理、醫學、企管、運動等領域的共同顯學。在本書中，你會發現正念對於亞斯朋友的反思、同理、感官穩定等各個目標，都將會是堅實的基礎。

正念的練習方法

關於正念的練習方法，建議大家可以藉由網路、書籍、課程等資訊，具體學習並體驗一下。記住，**在你真正用心練習一陣子之前，不要貿然評斷這是否有用。因為初期那種格格不入的感覺，僅代表你舊有的迴路依然強大，而新的迴路尚未形成。**

在此簡述幾種正念方法，供大家實驗看看。

・**「海洋意象」與「覺醒之輪」**

這是丹尼爾・席格慣用的兩種正念心理影像技巧。

想像海平面上波濤洶湧，數千公尺下的深海卻一片寧靜。真正的自我位於深海，隔著一段距離，淡定地望著海面。這個動盪不安的海面可以是外來的惱人事物，也可能是我們自己紛擾的思緒與情緒。例如孩子無端的哭鬧雖然近在眼前，但我們依然可以隔著一段心理距離，平靜地面對。

覺醒之輪的意義雷同，想像一輛古早馬車的輪子，自我位於軸心如如不動，輪框則是各種變換不定的外境、感受及情緒。軸心藉由輻條聯繫輪框，但又不受輪框所發生的一切所影響。更棒的是，位於中心的自我可以選擇要將注意力轉向何方。例如因工作不順而心煩意亂時，我們可以選擇將注意力從工作挪開，轉而專注於自己的呼吸，這也是接下來會提到的另一種正念技巧，稱為「觀息」。

反覆觀想「海洋意象」與「覺醒之輪」的影像與意涵，可以提升心靈的免疫力，身臨外境但又不受外境影響、身處情緒卻又不受情緒擺布。

．身體掃描

不帶批判地、持續、緩慢地觀察身體的感受，可以用一定的順序，例如從腳趾到頭皮、或從頭皮到腳趾，或是哪裡有感受就觀察哪裡。

心中默默描述，例如：「右邊的太陽穴……緊緊的……左腰……痠痠的……胸口……有些悶悶的……」

平靜且緩慢地持續下去，如果分心了，就將意念溫柔地帶回來繼續掃描。

你可以選擇不帶任何評判與執念，以平和的心態來掃描；也可以如同母親看著懷中的嬰兒，

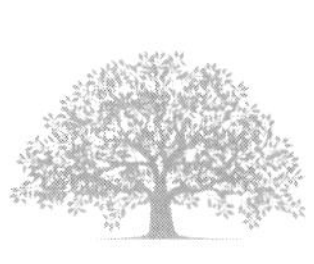

帶著慈愛的目光來掃描。非常奇特的是，通常掃描到哪裡，就可以為哪裡帶來放鬆與舒適，這也顯示了對自己「接納」的功效。

・觀息

平靜地觀察自己的呼吸，緩慢地呼吸，專注地感受氣息的進出。同時要能洞察自己的起心動念，如果分心了，就溫柔地將意念帶回到呼吸上。當下彷彿整個宇宙都消失了，只剩下「呼吸」這一件重要的事情。有人甚至可以體會到連身體與大腦也消失了，只剩下「呼吸」這一件事情。

如果宇宙、身體、大腦，甚至自我都消失了，煩惱還存在嗎？其實仔細想想，真實世界也確實如此……如果沒有這一呼一吸，我們就茶涼燈滅了，煩惱、執著、名利、榮辱、健康、家人，甚至整個宇宙，對你來說，也沒有任何意義了。

這麼重要的呼吸，長期被我們所忽視……一天花個幾分鐘，重新認真地觀察它一下，你將會有驚喜的收穫。

・行禪

散步時，將意念集中在腳底接觸地面的那一點，從腳跟轉移到腳尖，再換到另一隻腳的腳跟到腳尖，周而復始。彷彿這是你人生最後一次走路，你非常珍惜，要細細品味「走路」這件事的每一絲細微感受。

這與我們平時的習慣完全相反，大多數人吃飯的時候在滑手機、走路的時候在想事情，很少有人真實地、全然地體驗每件事情當下的感受。

由行禪也可以得知，正念不是只有在平靜時才能執行，開關門、洗碗、看新聞，甚至與人對談的時候，只要你能全然投入並聚焦於最核心的一點，都可以進入正念狀態。

所以說，正念不是一門技術，而是一種「活在當下」的藝術；**與其說正念是一種心理技巧，不如說它是一種生活方式。**

反覆練習正念、活出正念的狀態，對於亞斯朋友們想要打破慣性、活化心靈、提升洞悉力、提高同理心等，都有極大的幫助。你會發現，自己的身心靈、甚至人生軌跡，都可以進入一個不同的境界。

本章練習 參考本章內容或是自己蒐集到的資訊，實際嘗試一種以上的正念技巧，反覆練習，並詳細記錄下各種感受。

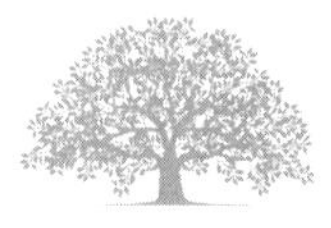

24 我的亞斯超能力

在這本書的前半部，我們介紹了亞斯的種種罩門，以及如何一一破解。但這可能會造成一個誤解，那就是這些罩門都是「負面」的，必須加以「矯正」。這不禁讓人心生挫折、甚至沮喪，彷彿自己天生就是錯的……我想，沒有人能夠接受這樣的觀點。

事實上，**上天的種種設計，絕對不會是毫無緣由**。在這兩章中，我們就來澈底翻轉這樣的觀點，讓大家都知道，亞斯的罩門也可以轉換為亞斯專屬的超能力！

為何亞斯多半有「超能力」？

首先，馬醫師來增強大家的信念，回答一個問題：為何亞斯多半會有「超能力」？

試想，在人類的歷史中，如果亞斯單單是個疾病，只會造成人際障礙、為生命扣分，沒有絲毫加分的效果……那麼，罹患這個疾病的人，勢必無法與群體正常相處，除了沒有機會找到伴侶，甚至連存活都會困難重重。這樣下來，隨著時間推演，亞斯基因勢必無法傳遞下去，只會越來越罕見，甚至從人類的基因庫中消失。

但事實卻是，隨著人類歷史的演進，亞斯人不但沒有減少，反而是越來越多，而且越來越豐富、多樣。這該如何解釋呢？

第一，如同本書開頭所介紹的，亞斯除了障礙，通常也伴隨了「天賦」。正是這些天賦，讓亞斯人成為族群中不可或缺的一員。除了如同天寶·葛蘭汀的視覺化思考，亞斯還有哪些天賦呢？在這一章的後半段，我們可以來一同盤點。

第二，專家一致認為，除了生存競爭上的勝出，亞斯在「性擇」上也占有一定的優勢。「性擇」指的是因為交配競爭所導致的性狀演化，例如孔雀的羽毛越來越鮮豔浮誇，就是性擇的結果。一位遠古亞斯男因為有一門製作陶器的好手藝，累積了不錯的名聲與財富；異性們覺得他能帶來安定的生活，就特別青睞……這樣，他的亞斯基因就能順利傳承下去，甚至枝繁葉茂。

所以說，即使發現自己有亞斯特質，也千萬別氣餒。這些特質，更有可能是上天送給你的禮物，等待你來發揚光大。

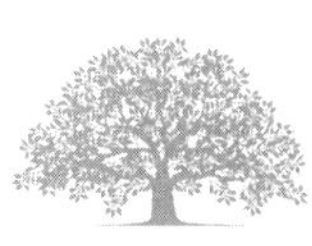

化罩門為「超能力」

緊接著就來說說，亞斯的一些罩門如何翻轉為超能力。

一、「忽略」罩門（↓心無旁騖）

一般ＮＴ大眾常常會過度在意他人的感受，甚至到了自尋煩惱的程度。例如開會時老闆不置可否的表情、婆婆多唸了幾句、心儀對象和別的異性聊天……

很多人遇到這些情境，就會思來想去、憂心忡忡，甚至夜不成眠。亞斯朋友在這方面卻常常能夠渾然天成地忽略，這樣就可以省下大量時間與精神投注於正事。所謂「成大事者不拘小節」，這也許是亞斯「忽略超能力」的最佳寫照。

二、「極化」罩門（↓一門深入）

很簡單，亞斯人在有興趣的領域，就會極度地專注與投入。只要這個領域是正向、有意義的，就能讓亞斯很容易超越多數ＮＴ，變得出類拔萃。

但是請記得，不要誤用了這個超能力，例如用在賭博、不當投資、邪教或不當團體、沉迷網路遊戲等等，這會讓你越陷越深，無法自拔。

三、「衝動」罩門（↓蛻變昇華）

仔細想想，其實衝動就等於「能量」。

亞斯人的成長過程中，難免不時遭遇挫折。如果受挫時可以摒棄無謂的怒氣與執著，把這寶貴的能量引導到覺醒以及改變自我，並投入更積極、更正向的領域，例如鑽研知識、磨練技能、運動競技、打拚事業等，過程中，你就會有源源不絕的精力與續航力。

四、「僵化」罩門（↓擇善固執）

如果選擇了正確的道路，僵化就等於一絲不苟、擇善固執。

日本有許多匠人、達人，都是堅持一貫的古法與技術，讓自己獨一無二、甚至成為國寶級的人物。

盤點自己的亞斯超能力

也許看到這裡，許多亞斯朋友還是沒有信心，覺得不論書中怎麼說、馬醫師如何鼓勵，亞斯

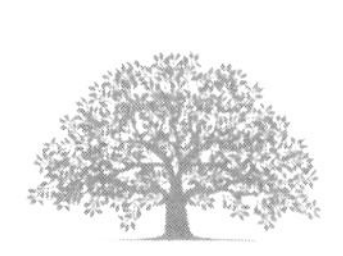

帶給我的就是限制與困擾，根本沒有什麼超能力啊！

這有很多原因，可能是成長過程缺乏充分的探索與體驗，或是教育制度的局限，或者是缺少一位可以發掘你潛能的明師或貴人，也可能單純就是缺乏啟發與機緣。沒關係，發現及發揮超能力，永遠都不會太遲，在下一章，我們就會帶給你具體的做法。

在這裡，我們先來做一件有趣的事情：「盤點亞斯帶給你哪些超能力」。

我們用「量化」的方式來清楚呈現。如果是比一般人稍微厲害的能力，你可以打上一顆星。如果是已然熟練或極度強大的能力，你可以打上五顆星。介於中間的，則是二至四顆星。

你可以慢慢思索自己從小到大的狀況，或是詢問熟悉你的親友，來為自己打個最貼切的分數。

另外，我也建議你可以把這份清單列印下來，貼在日常生活中常常可以看到的地方，例如書桌前、冰箱上等，這樣有機會時就能端詳一下。可能有一天，你就會突然發現自己原來也有深藏不露的厲害能力喔！

我的亞斯超能力

● 比一般人稍微厲害的能力，打上一顆星。
● 已然熟練或極度強大的能力，打上五顆星。
● 介於中間的，則打上二至四顆星。

認知類

☆☆☆☆☆ **專注力**：高度聚焦、全神貫注、專心一志的能力。
☆☆☆☆☆ **觀察力**：特別擅長觀察細微、單調、複雜事物的能力，例如針對動植物、

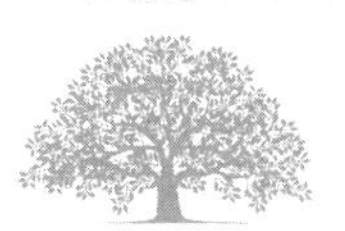

天文、古物或機械等之觀察。

☆☆☆☆☆**鑽研力**：深入了解細節與奧妙、反覆探索、深度學習的能力，尤其在深奧、艱困的知識或技能領域。

☆☆☆☆☆**好奇力**：對於有興趣的事物想要持續探詢、揭開未知領域的能力。

☆☆☆☆☆**完美力**：細緻、嚴謹、高標準、追尋極致的能力。

☆☆☆☆☆**歸納力**：找出事物背後原因、模式、規律性與運作原理的能力。

☆☆☆☆☆**記憶力**：過目不忘、可以建構龐大資料庫的能力。

☆☆☆☆☆**計算力**：對數字特別有概念、對於算術與方程式特別擅長的能力。

☆☆☆☆☆**邏輯力**：對於是非對錯可以清晰辨別、擅長分析與推理的能力。

☆☆☆☆☆**偵錯力**：細心查核，找出意外與漏洞的能力。

☆☆☆☆☆**解謎力**：喜歡燒腦工作、擅長找出真正答案的能力。

☆☆☆☆☆**創新力**：以龐大的資料庫為基礎、不服輸的精神為動力，跳脫大眾思維、創造新事物的能力。

技能類

☆☆☆☆☆**機械力**：擅長組裝、拆解、修理或設計機械的能力。

☆☆☆☆☆**程式力**：擅長編寫或改良程式的能力。

☆☆☆☆☆**工藝力**：擁有靈巧的雙手，擅長繪畫、雕刻、陶瓷、裁縫等工藝的能力。

☆☆☆☆☆**排列力**：依照特定規則，排列或整理有形、無形事物的能力。

☆☆☆☆☆**幽默力**：亞斯以自成一格的思維模式，發展出來的無厘頭式幽默。

☆☆☆☆☆**模仿力**：擅長觀察其他人的表情、行為、特色與技能，並充分模仿的能力。例如青出於藍而更勝於藍的學徒、以搞笑模仿著名的藝人等。

感官類

☆☆☆☆☆**音樂力**：擁有絕對音感、或樂器可以快速上手的能力。

☆☆☆☆☆**口語力**：擅長聆聽及模仿他人口語的能力，可以輕易學會外語、歌唱、rap 或傳統曲藝。

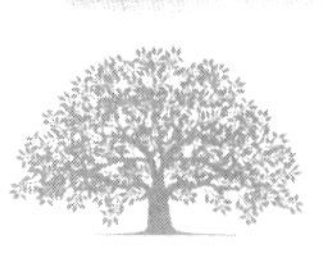

☆☆☆☆☆**圖像力**：擅長用圖像來記憶、學習、想像或解決難題的能力。傳奇科學家特斯拉的許多發明，就是先在腦海中反覆修改後，再化為真實世界中的成品。天寶．葛蘭汀比常人更理解動物的世界，也是依靠這項能力。

☆☆☆☆☆**敏銳力**：呈現在視覺、聽覺、味覺等感官領域，例如影像科醫師特別會分辨X光片中潛藏的細微病變，技工可以藉由汽車的異音就準確判斷哪個零件故障。還有品酒師可以品嘗出酒類的產地與年份，治療師可以靠細微的按摩手法紓解陳年舊傷等，也是靠著不可思議的敏銳力。

☆☆☆☆☆**聯感力**：感官之間的串聯與聯想的能力，例如將字母、數字或事物視為顏色或圖案，將觸覺的熱氣化為視覺的火焰，或是將閃爍的燈光化為音樂節奏的神奇能力。

性格與習慣

☆☆☆☆☆**行動力**：不像NT大眾總是因為雜念與惰性導致拖延，亞斯朋友常常一有想法就可以立即去執行，不會拖拖拉拉。

☆☆☆☆☆**恆心與毅力**：持續不斷、不輕易分心或放棄的能力。

☆☆☆☆☆**競爭力**：不服輸、越挫越勇、不斷改良精進的能力。

☆☆☆☆☆**膽大力**：因為亞斯人特有的高度理智或神經大條，對於多數NT會害怕的東西（如蟑螂、黑暗或是想像中的鬼怪等）顯得特別淡定，不會大驚小怪地自己嚇自己。

☆☆☆☆☆**自律力**：自我要求高、使命必達、生活有紀律的能力。

☆☆☆☆☆**重複力**：不怕枯燥或困難，願意日復一日從事同樣事情的能力。例如巡山、看守燈塔等。

☆☆☆☆☆**規律力**：可以為自己設定出最佳的SOP，每天照表操課，省去許多無謂憂慮及煩惱的能力。例如賈伯斯永遠只穿黑色套頭衫，省下每

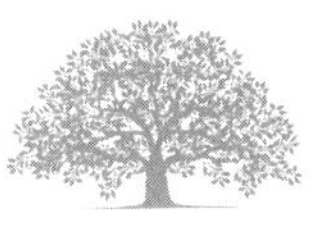

天選擇服裝的時間與精神，可以去思考更有意義的事情。

☆☆☆☆☆**忠誠力**：忠心耿耿、威武不屈、更不會見利忘義的能力。關公、岳飛、文天祥、史可法等忠肝義膽之士都具備這項特質。

☆☆☆☆☆**專一力**：特指對於伴侶的忠誠、不受誘惑、從一而終的能力。

☆☆☆☆☆**晚熟力**：大器晚成的能力。不要小看晚熟力，晚熟代表生命早年可以投入更多時間與精神於學習，不會太早就出現感情與家庭的羈絆，這往往是亞斯較NT更有成就的主因。另一方面，個性成熟後再投入婚姻與家庭，常常能更體貼、更包容、更豁達。

心靈類

☆☆☆☆☆**預測力**：依照既有的線索與過去的規律，推測事物後續發展的能力。

☆☆☆☆☆**直覺力**：資料庫加上熟能生巧，建構出比預測力更厲害的超能力。光靠第六感，就能趨吉避凶或對複雜事物做出正確判斷。

☆☆☆☆☆**吃苦力**：廢寢忘食，忍受飢餓、冷熱、疲憊，甚至可以無視於苦痛的驚人能力。

☆☆☆☆☆**清心寡欲力**：不爭名奪利、不貪圖財色的能力。

☆☆☆☆☆**孤獨力**：不怕孤單、寂寞，甚至特別能享受一人世界的能力。

☆☆☆☆☆**冷靜力**：情緒波動少，甚至可以心如止水的能力。

☆☆☆☆☆**客觀力**：可以理性、客觀地分析事物，對事不對人，不會讓情緒或私心沖昏理智，總能做出正確判斷的能力。

☆☆☆☆☆**純真力**：單純、無心機、直來直往的能力，喜歡並擅長與老人及小孩互動。

☆☆☆☆☆**慈悲力**：關懷弱勢、熱心公益，喜歡幫助社會底層、身心障礙者、重病者與難民，或是特別關注動物及環保議題。

☆☆☆☆☆**正直力**：誠實、公正、有話直說、嚴守道德標準的能力。

☆☆☆☆☆**正義力**：擇善固執、不受威脅利誘，堅持站在正義的一方的能力。

☆☆☆☆☆**誠信力**：說一不二、信守承諾的能力。

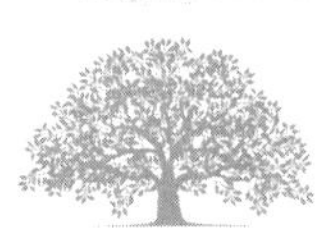

其他超能力

☆☆☆☆☆

☆☆☆☆☆

☆☆☆☆☆

是不是很驚訝，亞斯的超能力比你想像的還要更多吧！以上能力，你已經具備的，就趕緊把它標註起來。你尚未具備的，也可以常常看一看、想一想。也許有一天，某些機緣觸動，你會突然發現自己又多了一項超能力。

各位朋友，亞斯的超能力其實絕對不僅止於此。在你人生的歷程中，如果也曾發現自己擁有超越一般NT的特殊能力，也都可以趕緊加入這一張表單中，讓它更豐富多元。

找到自己的專屬舞台

亞斯超能力清單整理出來後，下一步我們就可以推測出，亞斯人或是我們自己，最適合投入什麼領域的興趣、技能或者事業。

以下是多數專家推薦、亞斯人適合投入的項目：

各類工程師、各領域學者（如：數學、物理、化學、工業、資訊、天文、氣象、地質、動植物、醫藥、法律、史地等）、設計、發明、投資理財、會計財務、法務、警察消防、保安、技術人員、測試、檢驗、維修、個人工作室、工藝、藝術、音樂、運動（尤其是馬拉松、游泳、鐵人三項、射箭、射擊等領域）、棋藝、牌藝、獸醫與動物保健、畜牧業、農業、公益、幼童／老人或身心障礙者照顧等等。

這些都是十分適合亞斯朋友，可以充分發揮亞斯超能力的領域。

相對地，因為亞斯人的特質，也有許多工作項目並不是那麼適合。例如需要高度社交技巧、需要揣摩其他人的想法與感受、需要同時處理許多訊息、需要隨機應變的工作等等。比如：一線服務人員、餐飲、祕書與助理、業務、行銷、公關、廣告、人事

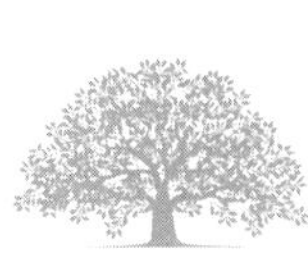

與人資相關工作等等。

不過還是需要說明一下，即使同樣是亞斯，也都有自己專屬的光譜，還是需要找出自己的喜好、專長與獨特性，別自我設限，更不要盲目模仿或羨慕別人，才能開拓出屬於自己的一片天。

最後再提醒一點：雖然亞斯人有很大的機率得天獨厚，可以擁有自己專屬的超能力，但是，這並不代表你可以省略一般ＮＴ大眾必須經歷的、辛苦學習與磨練的過程。還記得我們前面所提過的「迴路理論」嗎？亞斯只是具備一些特質，但是可以讓你揚名於這個世界的技能，還是要靠後天的努力來習得並熟練。

查閱古今亞斯名人的生涯，例如貝多芬、莫札特、愛因斯坦、天寶·葛蘭汀、蘇珊大嬸等等，你會發現，他們都曾經經歷嚴格、長期，甚至可說是痛苦的訓練，才終至展現出驚人的能力與成就。

記住，熟能生巧，滴水可穿石。**亞斯有技術，誰都擋不住，亞斯肯鍛鍊，成果必驚豔！**

25 如何建構亞斯超能力？

了解了亞斯可能具備哪些超能力之後，接下來，我們就來談談更重要的一個議題，那就是：如何發現以及建構屬於自己的亞斯超能力。馬醫師會盤點許多實用的方法，幫助大家具體執行。

在這裡，我們以書中反覆提到的、致力為自閉與亞斯發聲的名人天寶・葛蘭汀教授之人生歷程為軸線，探討一下有哪些具體的做法可以因勢利導、化危機為轉機，讓亞斯人提升適應能力，進而發展出不同凡響的超能力。部分內容來自於前面的章節，所以也可以做為很好的複習與回顧。

依照各位的年齡，大家會發現，有些方法可能已經來不及使用在自己身上了。但是沒關係，書本開頭有提及，因為亞斯或亞斯特質有高度的遺傳性，所以這些知識一定有用處，可以幫忙到你的子女、孫子女，或是家族中有亞斯特質的晚輩。另外，如果你的職業會接觸孩童、青少

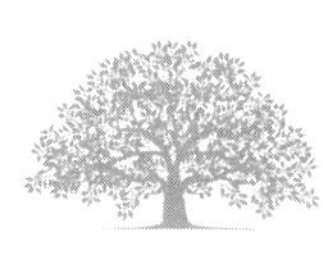

年或年輕人，這些有用的方法可以協助他們發揮潛能，邁向美好人生。

一、及早發現不同

如同第十一章所說的，亞斯或自閉兒童在非常早期，甚至是人生的頭一年，就會呈現出與其他嬰兒的不同。

人的大腦充滿迴路，而這些迴路有高度的可塑性，尤其是幼兒的大腦。越早發現，越有可能加以重塑，提前建構未來需要用到的迴路與能力。台灣有非常完善的早期療育系統，可以提供完整的評估與後續治療。

雖然早期療育十分普及，但延誤診療、遲遲未接觸相關資源的例子卻常常出現。主要原因可能有：一，父母缺乏相關意識，只覺得孩子長大後就會改善；二，我們已知自閉與亞斯是高度遺傳的疾病，有可能父母本身也有類似的傾向，所以不以為意；第三種情況則是父母有焦慮或防衛心態，不願意接受孩子與眾不同的事實，或是擔心孩子被「貼標籤」，影響後續人生。

如果汽車故障了，大多數人不會悶著頭自己修理，一定會交給專業人士。亞斯是一種需要高度且多重專業資源才能達成最佳療效的發展疾患，所以請不要土法煉鋼地試圖自己解決，或是不想面對而延誤治療時機。請記得，**有診斷是好事情，有診斷代表後續的資源會陸續到位，不**

必自己孤軍奮戰。

二、開明、接納的父母

天寶．葛蘭汀原本罹患嚴重的自閉症，因為母親鍥而不舍的理解、包容與尋求資源，才能將疾病的限制與影響最小化，建構出基礎的適應能力。

過程中，母親卡特勒女士不會堅持孩子必須改變，而是因勢利導，例如尊重天寶不喜歡觸碰及討厭光線與聲音；配合她特殊的飲食習慣；說故事給天寶聽，但故意停在精采處，刺激她的閱讀動機等等。並且在尋求教養與教育資源的過程中，願意以孩子是否適應來多方嘗試。

三、及早及大量的特教課程

這是天寶．葛蘭汀本人也非常強調的一點。她的母親在醫師的建議下，從兩歲多起就為她安排語言治療師及專業保母，及早、大量、豐富並且有趣的特教課程，讓天寶從活在自己的世界，只會尖叫、搖晃、轉圈、發呆的障礙者，逐漸建構出與世界互動的能力，進一步開啟截然不同的人生。

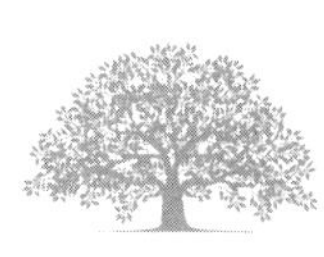

四、接納的師長及同儕

天寶的成長過程中，雖然遭遇不少誤解與歧視，但也有許多充滿愛心的貴人，接納她的不同，耐心等待、細細觀察，引導天寶願意相信人們、相信世界，進而相信自己。

電影中，天寶的母親、高中老師卡洛克以及她本人，先後都說出：「不同不等於不足！」（Different, not less!）這句激勵人心的話，可以證明成長過程中有接納你的人，是多麼重要！

如果有機會，希望大家都能成為亞斯身邊的貴人。韓愈說：「世有伯樂，然後有千里馬。千里馬常有，而伯樂不常有。」你願意扮演伯樂，讓身邊的亞斯脫胎換骨成為千里馬嗎？

五、多方嘗試

依據光譜的概念，即使同為亞斯，彼此的能力也可能大不相同。如果可以引進更多的資源、嘗試不同的領域，相信每位亞斯人都可以找到自己的一片天。像是天寶就是在暑假被媽媽安排到阿姨的農場打工，與動物互動的深刻經驗，開啟她一生志願「畜牧業」的大門。

不多方嘗試，你永遠不知道自己還有什麼隱藏的技能，也有可能錯失讓你一生發光、發熱的舞台。

可惜的是，亞斯很聰明，但聰明才智常常被大人引導到學業上。運氣好的，最終走上人人稱羨，但自己一點都不喜歡的領域；運氣差的，可能在最後一里路再也支撐不下去。即使是NT的人生，也常有這樣的遭遇。發人深省的印度電影《三個傻瓜》裡，三位大學室友中兩位的生涯困境，就真切地描述了這樣的遺憾。

六、比別人更健康、更強壯

亞斯好惡分明的性格，讓他們常常忽略各項健康習慣的培養。身為醫生，我深刻體悟健康的身心可以為人生帶來多大的不同。我自己就是從小學開始，逐步對於運動、營養到氣功、靜坐等身心健康之道，培養出極大的興趣。天寶・葛蘭汀的成就，相信與她從事畜牧業，可以接觸大量的陽光與運動有關。

高度自律的飲食、運動、放鬆與睡眠習慣，可以幫助亞斯人提升平靜、能量及思維清晰。而健美的體態，也能為你在人際關係及伴侶競爭中加分。

最後，亞斯常常大器晚成，健康、長壽以及充足的續航力，往往就是成功的關鍵。

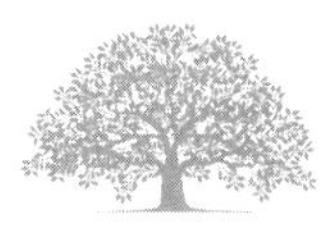

七、創造舞台與高峰體驗

一個與其他人格格不入、處處受挫，甚至受到排擠及霸凌的亞斯人，要如何才能建立自信及自我形象？天寶的高中老師卡洛克，為我們做出最佳的示範：卡洛克利用機會，製造一個難題，激起天寶的好奇心及不服輸的精神。在終於找到解答後，就讓她公開展示自己研究的成果，讓其他老師與同學都嘖嘖稱奇。

舞台與高峰體驗是亞斯以及所有人心靈成長的最佳養分，劑量再高都不嫌多喔！

八、志同道合或相互支持的伙伴

在天寶．葛蘭汀的電影中，有一位不容忽視的角色，就是她在大學時的盲人室友。兩個人雖然有很大的不同，一個用聲音、一個用圖像認識世界；但共通點則是她們都有障礙，所以可以相互同理及支持。

同樣地，在亞斯獨特的興趣或專長領域，如果能夠找到亦師亦友的好伙伴，一定可以為人生增色不少。

九、找出你喜歡又擅長的事情

關於喜歡與擅長，你可以畫出四個象限。

第三象限是「不喜歡也不擅長」，這類的事情除非對於身心健康或職涯有幫助，例如運動、外語，否則大可放棄。

第四象限是「喜歡但不擅長」，這可以做為逐步培養的目標，畢竟熱情可以帶來持續學習的動力。

第二象限是「擅長但不喜歡」，這可以當作不得已時的退路，至少轉職後可以很快上手。

最棒的則是**第一象限「既擅長又喜歡」**，這就可以做為生涯規畫的第一選擇。像是天寶教授就是因為找到畜牧學這個既喜歡又擅長的領域，成為她可以投入心力、換取報酬，同時又能受人尊重的舞台。

擅長但不喜歡 2	1 既擅長又喜歡
3 不喜歡也不擅長	4 喜歡但不擅長

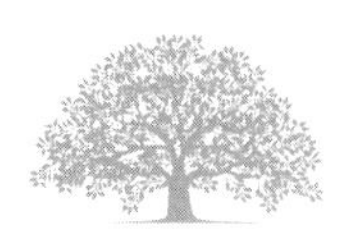

十、「準備」的力量

我雖然對於讀書、考試頗有把握，也是運動健將，但是在某些領域或情境中，也會如同孩童一般焦慮。像是面對陌生的人、陌生的環境，或是需要談論一些不熟悉的話題時，我總會提前緊張、憂心忡忡。

後來我發現，與其把心力用在「焦慮」，不如把心力用在「準備」。**提前做好準備，是大幅降低焦慮最好的方法。**所以在演講前，我會先查明對方單位的相關資料、主辦人與聽眾是誰，這樣我就知道什麼該說、什麼不該說，心裡會踏實許多。為了進一步提升演講技巧，我記憶大量笑話，觀看大量相聲、脫口秀或精采演講的影片，上昂貴的公眾演說課程……

總之，充分的準備，讓我成功降低焦慮、破解「演講」這個對於亞斯人來說不容易掌握的技能。

十一、找到自己的心靈導師

亞斯雖然不善於人際，但也不需聽天由命、孤獨終老。在生命旅途中，發現值得信任的親友、師長，主動保持關係，讓他們成為你最好的嚮導、老師、軍師及啦啦隊，你將不再孤單徬徨。

天寶・葛蘭汀的母親、阿姨、卡洛克老師及盲人室友，都是她生命中最棒的心靈導師。

十二、開放的心態

亞斯會因為挫折而裹足不前，但也有可能因順遂而故步自封。

優秀但不通人情的主管、耿直但毫不浪漫的伴侶、認真但自以為是的父母……太多亞斯人用心經營自己的人生，卻敗在缺乏開放的心態、無法聽取建言、不習慣接觸各方資源，導致固著、僵化，甚至成為其他人眼中的「冥頑不靈」而眾叛親離，十分可惜。

十三、適時放下

在臨床經驗中，我觀察過太多亞斯朋友因為不愛變動（其實是因為對於變動會有莫名的焦慮），導致卡在沒興趣的科系、不適合的工作或是不幸福的關係之中，衍生出極大的壓力與憂鬱。

有一個鮮明的例子：請你將最常用的杯子裝滿水，持續握在手中。起初水杯的重量對你不會造成什麼困擾；但是當時間延長到幾十分鐘後……你就會發現，你的手臂會痠痛、麻木，甚至

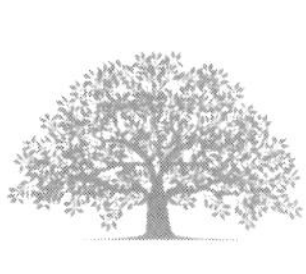

你整個人都再也無法思考其他任何事情了。

所以請記得「斷捨離」、「適時放手」、「離開心更寬」的道理，保持靈活與彈性，不要只是因為習慣，就待在一個不適合的領域、環境或關係中，埋沒了原本可能發光、發熱的一生。

十四、適時接受醫學與心理協助

如果你正處於亞斯特質所帶來的困境，請記得，你所受的苦，其他人也曾遭受過；而這些苦，有許多人早已走了出來。他們是如何辦到的？其實許多是因為尋求專業醫師及心理師的診療，從而得到最合適的協助。例如天寶・葛蘭汀本人，就不只一次透露她長期都在服用抗憂鬱的藥物，有效降低了她的焦慮、恐慌及神經敏感。

亞斯最大的苦，常常來自於「強烈的情緒」與「執著的想法」，這兩個領域正是精神科醫師與心理師的強項。所以請記得，如果要發揮亞斯的超能力，你就不能被身心問題卡住，優雅地跨過這些困擾，就能大步向前邁進。

十五、自我倡議

這是馬醫師介紹的最後一個方法，有可能也是最重要的！「自我倡議」指的是公開向他人陳述自己的狀況，這是消弭他人的猜測與疑慮最好的途徑。

自我倡議的內容，不只是自己的問題或診斷，也可以包括「我的罩門」（例如我對噪音很敏感）、「我需要什麼樣的協助」（如需要一個安靜的工作環境）、「我的天分」（例如我很會畫畫），以及「我可以做出的貢獻」（如我可以負責單位的美術工作）等。

也許有人會有疑惑：暴露自己的問題，難道不會引發他人的側目嗎？事實上，不論你公布不公布，周圍的人都可以輕易察覺你的不同。主動公開，你的誠懇反而可以為自己贏來敬重。更何況，這也是一個很好的「篩選機制」，可以排除那些無論如何都「沒緣分」的人，避免自己花費無謂的時間在他們身上。

不論你想要「改變自己」，或者只想要「做自己」，自我倡議都可以**讓周圍的人如實看見你、知道如何與你和諧相處**，**提升自我接納**，**為自己贏得理解與尊重**。電影中，不論是小天寶或是大天寶，每次看到我們的主角出現在大家面前，大聲、自信地說出：「我是天寶．葛蘭汀，我有自閉症！」時，我想大家都會深受感動與激勵。

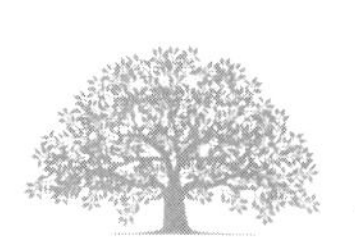

天寶教授常說，自己是幸運的，擁有接納自己、從不放棄的母親，擁有上天賦予的圖像思考能力，以及找到畜牧學這個可以讓自己投入心力、發光發熱的舞台。但是，有更多自閉或亞斯朋友，根本沒有這些資源與優勢，甚至連基本的正常溝通與自我照顧都無法做到。也有許多亞斯人多年來戰戰兢兢，如同走在鋼索上，也僅僅做到勉強與自己的情緒和症狀共處，更無餘力發展出什麼超能力了。又或者是不斷努力想要爬出泥沼，想和其他ＮＴ人一較高下，但卻又總是失敗、挫折，跌回原點。

這個世界，並不總是會為你演出溫馨喜劇。也許根本不會有奇蹟、不會有超能力、不會出現伯樂，甚至你根本就不是千里馬……人生只有挫折、與更多的挫折……

如果是這樣，我們該怎麼做？如何在這個不完美的世界中，譜寫出屬於自己的篇章，走出屬於自己的旅程？

讓我們進入下一部，也就是最後一部，看看能否得到一些啟發。

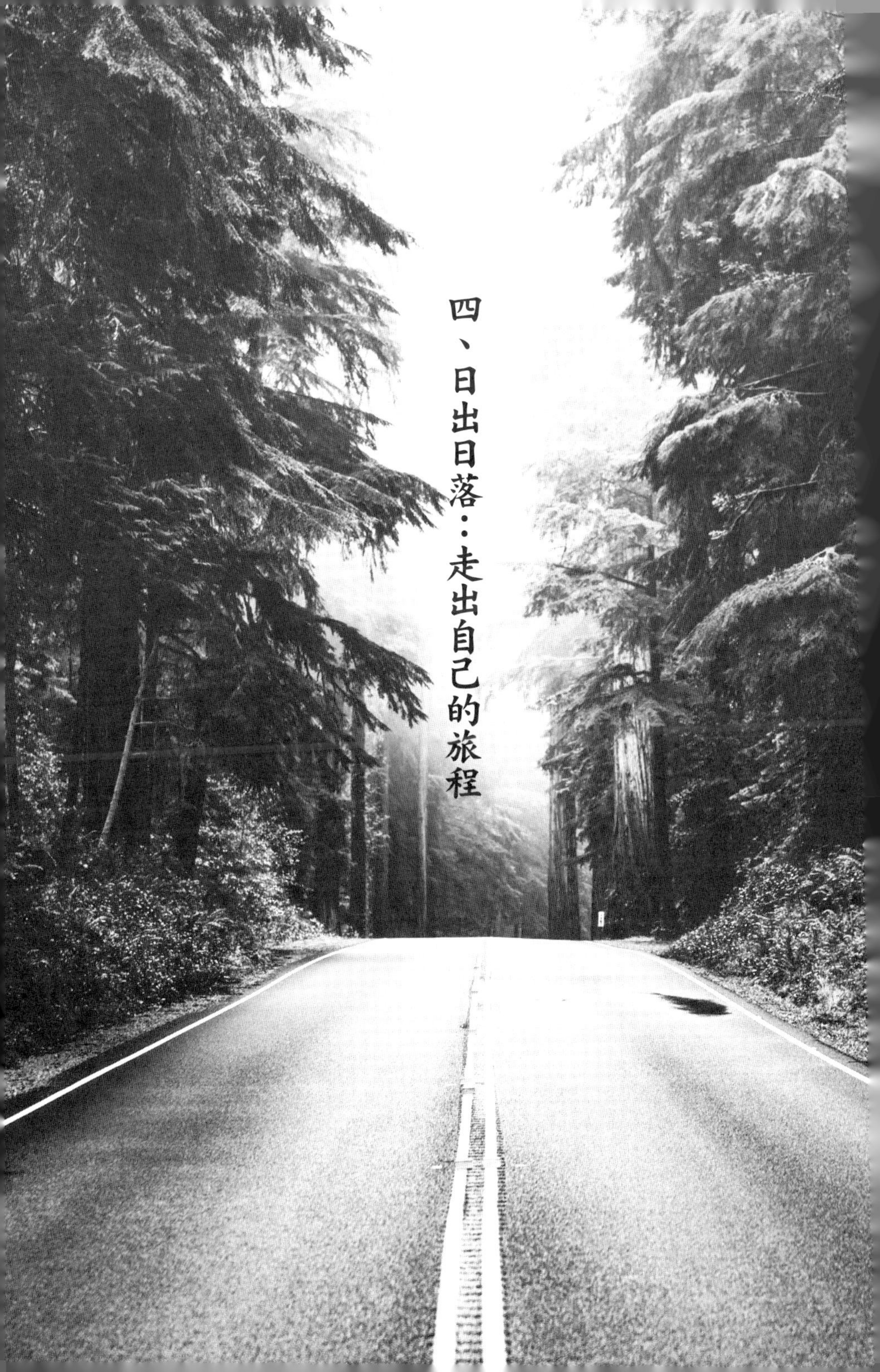

四、日出日落：走出自己的旅程

26 聰明人為什麼會做傻事？

你是否羨慕世上的聰明人，例如未卜先知的諸葛亮、發明家愛迪生或是投資之神巴菲特，並想像：「如果我也有他們一樣的智慧，會不會人生就順利很多？會不會夢想就能輕易實現？」

但我如果告訴你，聰明反被聰明誤，聰明人反而容易做出不恰當的事情，你相信嗎？

這裡立刻可以舉出大把的例子：高知識分子被拙劣手法騙光積蓄；精明的投資人在失利時卻不斷加碼，越陷越深；教育專家卻與自己的孩子處不來；最懂人的企業高管，卻陷入最顯而易見的桃色陷阱；名醫卻照顧不好自己的健康；最認真的學生卻用最無效的方法讀書……

英國門薩俱樂部匯聚全世界最聰明的人，想參加需通過智力測驗，只有全球前2％頂尖智商的人才有資格加入，據說其成員平均智商高達一四八。但深入研究卻發現，大多數會員成就平平。反觀對於社會最有貢獻的一群人，通常智商只落在一百到一二〇之間。

甚至一群聰明的人，都有可能在充分討論、達成共識之後，做出愚蠢、不可思議的決定。耶魯大學的心理學家歐文・萊斯特・賈尼斯（Irving Lester Janis）引入「團體迷思」（group thinking）這個概念，並列舉韓戰、越戰、豬玀灣事件、水門事件等作為佐證，說明這種「團體成員為維護團體內的凝聚力、沉迷於團體的信念與狂熱，因而無法客觀地做出評估並發表意見，導致團體決策出現重大錯誤」的現象。

我們的主角亞斯人，尤其是公認最聰明、最會讀書的亞斯人，尤其容易犯下這種「見樹不見林」的錯誤，顧小失大，在課業、職場、人際、家庭等領域發生無法彌補的災難。

四種心智，決定「聰明」或「有智慧」

為什麼這種「聰明反被聰明誤」的事情這麼容易發生？這就牽涉到人類「心智」複雜的結構。集結各家論點，我歸納出每個人都擁有的四種心智；這四種心智的統合作用，決定我們是「聰明」還是「有智慧」的人。

首先說說「聰明」與「智慧」的差異，我認為可以用「時間」與「格局」來區分。短視近利、格局較小的是聰明，長期有助益、獲益深遠的是智慧。例如「逢迎拍馬、打小報告」因效益快

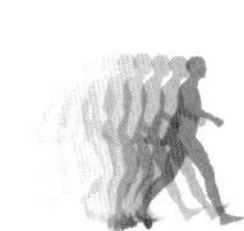

速且只幫到自己，只能算「小聰明」。交流電發明人特斯拉為了自己的理念以及造福世人，在遙遙無期、阻礙重重的領域越挫越勇、長期耕耘，則是「大智慧」。

而四種心智，可以分為：自主心智、動態心智、靜態心智與反思心智。

・自主心智

自主心智可能是天生的，也可能為後天訓練而成，是我們最常使用的一種心智，也可以視為日常生活中的一種「預設模式」。例如開車時遇到阻礙，會自動踩煞車或繞過；有人和我們打招呼，我們也會反射性地問好等等。

・動態心智

動態心智指的是面對特定情境的問題解決能力，主要以靈活與創意呈現，例如塞車時改走小路、用不同的方式解開數學難題等。自閉與亞斯著名的治療學派ＲＤＩ（人際發展介入療法），就十分強調動態智能的發展。

・靜態心智

靜態心智則是來自於長期經驗、教育與觀察、學習的成果，重點在於一個龐大無比、不斷累積與更新、可供隨時查詢的「資料庫」。例如老司機腦海中鉅細靡遺的地圖、資深律師對於各種案例的熟稔等。我從事醫療工作，最仰賴的也是醫學知識與臨床經驗的長期累積。

有趣的是，動態心智因為涉及大腦的靈活度，所以在二十歲達到高峰，之後則會逐步下降，讓人在中年以後思考僵化、較難接受新技術、新事物。那麼長江後浪必定勝過前浪嗎？倒也不見得，因為雖然動態心智下降，靜態心智卻可以取而代之，達到老成持重、老謀深算的境界。

大致來說，只要有前述三種心智，就可以過好日子、甚至高人一等了。但是，如果缺乏最後一種「反思心智」，你還是有可能成為做傻事的聰明人。

例如過度倚賴靜態心智，會讓你變得倚老賣老，跳不出既定框架。過度倚賴動態心智，會讓你濫用小聰明，不肯持續耕耘。

最常見、也最可惜的是活在自主心智中的人。大腦就像電腦的ＣＰＵ，只占體重的2％，卻使用超過20％的能量。在蠻荒時代，如何節省寶貴的能量，是能否順利存活的重要關鍵。因為自主心智是一種最省力、省能的心智運作模式，所以說，它也成為大多數人優先使用的心智模式，這也是不喜歡變動的亞斯人，一言一行最常見的主導模式。

開車被按喇叭時，你是否會反射式地暴跳如雷？遇到他人拒絕或否定時，你是否馬上掉入負面的思維與情緒？吵架時，總是想要找到更多理由贏過對方？與你政治理念不合的觀點，總是

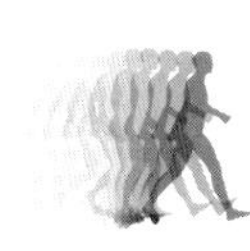

讓人火冒三丈？總是脫口而出催促孩子「安靜！」、「坐好！」、「快一點！」？休息時老是先拿起手機，一不小心又玩過頭？

如果你的生活中充滿「老是」、「總是」的反應模式，那麼請注意，你已經掉入自主心智的陷阱。而這些自主心智，也是「聰明人做傻事」最常見的原因。最認真的員工最不受主管待見，最用心的父母卻教出最叛逆的孩子，神童長大後卻一事無成，知識分子卻盲目地陷入「龐氏騙局」[7]……都有可能是過度依賴自主心智的後果。

所以說，第四種、最重要但卻最容易被忽視的**「反思心智」**，這時就扮演舉足輕重的角色。

・反思心智

反思心智所反思的對象，一方面是這個世界的「常理」，另一方面更重要的就是自己最常用的「思維與反應模式」。也就是說，一方面要有不媚俗、不從眾的獨立思考能力，另一方面又要能夠勇敢質疑自己的動態、靜態與自主這三種心智。

能夠**「停下來」反思**、**不再覺得「理應如此」**的人，才能跳脫「世界」與「自己」所設的陷阱，成為真正有智慧的人。

但是話說回來，完整的反思心智，也需成熟的動態與靜態心智為基礎，才能兼具龐大資料庫以及靈活的反應能力。建立反思的習慣後，也要將其納入自主心智體系中，才會變成新的本能、時時應用。

因為反思心智太重要了，所以下面會用完整的一章來深入說明。在此先以明朝大思想家「陽明先生」王守仁的故事，呈現四重心智圓融運作的境界。

四種心智的圓融運作

王陽明愛好學習，遍讀名書、遍訪名山、遍詢名士，建立龐大、多元的「靜態心智」。天資聰穎，但不算是循規蹈矩。小時候，曾裝神弄鬼地捉弄後母；打仗用兵常不照常理，出奇制勝；立了大功也懂得明哲保身，歸恩皇上。具備靈活、有創意的「動態心智」。勇於質疑程頤、朱熹等大師的理論，仕途坎坷時，不自怨自憐，建功立業時，也不驕傲自滿。不斷自省，不斷思索「人生第一等事」並重新出發，示範了強大的「反思心智」。最終，參悟陸九淵「心即是理」的境界，更進一步養成「知行合一」的習慣。這樣的習慣融

7.俗稱老鼠會，指的是以高額的投資利潤吸引人加入，實際上是以後續加入者的資金做為回報，並無創造實質利潤。主事者累積大筆資金後捲款潛逃，讓投資人血本無歸。

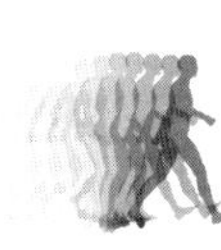

入性格，讓「自主心智」也得以昇華，從此可以「致良知」，也就是達成孔子所述「從心所欲不逾矩」的境界。

總之，**在最佳狀況時，自主心智呈現的是「從容」，動態心智呈現的是「靈敏」，靜態心智呈現的是「深厚」，而反思心智呈現的則是「謙遜」**。人生苦短，如果不想庸庸碌碌度過，可以一同來調適這四重心智，成為真正的大智慧者。

本章練習 分析自己的自主心智、動態心智與靜態心智各有哪些OK與不OK的地方，最後想一想：自己曾運用反思心智做出哪些改變？有哪些方法與資源可以提升自己的反思心智？以及今後可以善用反思心智在哪些方面？

27 亞斯人，你為什麼總是卡住？

你覺得人生卡卡嗎？你覺得幸運很少降臨在自己身上嗎？你覺得心想事成以及《祕密》中的「吸引力法則」根本不值得採信嗎？

確實，看診時的經驗，可以從許多亞斯人的言談中，察覺到對於現實世界種種的不滿。尤其「在意不公平」是亞斯人從小就特別顯著的特徵；到長大後，更有可能演變成憤世嫉俗的性格。

阿國是一位優秀的電腦工程師，工作認真，問題解決的能力也特別厲害，入職不到半年，就得到單位的器重。

有一天，阿國正在寫程式，突然不知為何從座位上憤然站起，雙手握拳，表情猙獰地大聲怒吼：

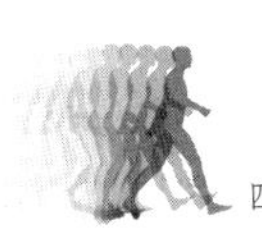

「啊！我恨你們！我要殺了你們！」辦公室的同仁都嚇壞了，奪門而出，直到距離夠遠後，才心有餘悸地回頭看向阿國。

只見阿國全身緊繃，大力地喘氣……持續了約一分鐘後，呼吸漸漸平緩，拳頭也放下了。令人驚訝地……阿國竟然坐下來繼續寫程式，彷彿什麼事情都沒有發生過。

事後人資要求阿國就醫，並請醫師評估後出具是否有危險性的證明，才願意讓他回到公司上班。

阿國為什麼會「卡住」？

你一定很好奇阿國發生什麼事情吧。門診的會談中，阿國表示國中時有兩個同學常常言語霸凌自己，當時只是突然回想到這件事，就忍不住爆發出來。其實事發當年，校方有處理並安排心理諮商，但是多年來，這段記憶始終存在於阿國的心中，不時就會出來作亂。

為什麼會這樣？阿國為什麼會卡在十多年前的事件裡？其實這與阿國的亞斯特質十分相關。

第一，因為亞斯的記憶力很好，所以即使是久遠以前的事情，也可以記得很清楚。

第二，因為亞斯人常有「選擇性的記憶」，所以即使國中其實經歷很多事情，有好有壞，但是單單就只有兩個同學欺負自己時的言語與面容，深深地烙印在阿國的腦海中。

第三，因為某些強烈的記憶在歸檔的時候，始終放在短期記憶的腦區，所以回想起來總是像剛發生，容易激起強烈的情緒。這在性侵與暴力傷害後的人們身上也可看到，也就是所謂的「創傷後壓力症候群」。

第四，亞斯的情緒反應常常是從零到一百，說來就來，所以就算知道場合不合適，自己也是擋不住。

我評估後，確定阿國從未有過傷人或自傷的行為，他也表示自己只會有不定時的情緒宣洩，不會有其他動作，所以開立了相關說明給公司。公司珍惜阿國的工作能力，為其安排了獨立的工作室，並向其他同仁說明阿國的情況。之後，即使偶爾會聽到阿國房中傳出的怒吼聲，同事也能充分諒解，不再大驚小怪了。

但對於阿國來說，問題並未解決……因為同樣的記憶仍不時侵入大腦，揮之不去。

如果你身邊有亞斯人，往往可以在他身上發現這種「卡住」的感覺。

可能是像阿國一樣卡在一段記憶；也可能是卡在某一種信念，例如對於政治或宗教的執著；卡在不合適的關係或不適任的工作，無法跳脫等。有幾位看診的亞斯朋友都不約而同地提到，明知是詐騙，仍會不由自主地持續匯款給對方，自己也不知道當時著了什麼魔。

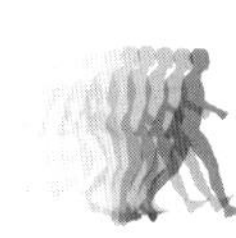

或是很多人會卡在某些習慣上，例如堅持洗手與洗澡的順序、堅持東西的擺放方式、堅持無用的東西也不能丟棄、堅持作息的時間與內容等等，這樣已經進入臨床上「強迫症」的範疇。如果除了自己堅持，還要身邊的人比照辦理，就會造成他人極大的困擾。例如父母成天對子女長篇大論地說教，或事事都想掌控；青少年堅持整天滑手機，不惜與父母衝突；老闆堅持屬下必須照一個僵化又沒效率的ＳＯＰ做事情等。記得高中時，有位具備亞斯特質的工藝教師對於學生的作品有莫名的高標準，要求一定要稜角分明、一定要打磨到光可鑑人，若未達標準就直接打不及格，讓大家吃盡苦頭。

為何亞斯人特別容易卡住？

想像一輛火車，直直地往前開。這時前方的山坡崩塌，鐵軌上有一塊大石頭。請問火車有哪些選擇？

亞斯直來直往的頭腦，常常就會像火車一樣，總是希望在一條固定的鐵道上運行。一旦變故出現，就不知該如何因應，常常會愣在那裡。

例如天寶・葛蘭汀曾經說到，小時候，大人花了很多時間教會自己過學校前的馬路。有一天，有人發現天寶在另一處馬路邊發呆，詢問下才知道因為「這不是學校前的馬路」，所以小天寶不知道該怎麼過。

更可怕的一種因應模式，就是朝大石頭直直撞去。許多亞斯人遇到困難或是不如願時，會無法控制自己的衝動，出現激動、暴怒，甚至是暴力行為。例如沒有吃到想吃的東西就大哭的孩子，被沒收手機就攻擊父母的青少年，「你離開，我就威脅殺了你」的恐怖情人（當然，人格異常的NT更常出現這樣的行為），或是找不到東西就大發雷霆的老公，意見不合就捶桌子吼你的主管等。

該如何解？

其實你會發現，人生根本就不是火車在鐵軌上行駛，它更像飛機在天際翱翔……天空寬廣無比，如果遇到一個熱氣球擋在前面，你可以從上方、下方、左側、右側等各種角度繞過。甚至你可以選擇來個花式炫技，畫個漂亮的螺旋環繞飛越。

要把自己從火車變成飛機，就必須提升「反思心智」。以下提供兩大方法：**發展不同的視野，以及靈活的思考模式。**

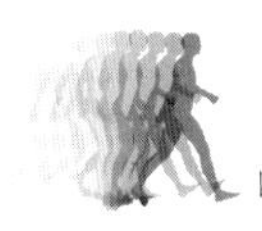

轉換視野

．擴展視野

百年前的交通工具是馬車。你有沒有印象，許多車夫為了讓馬匹可以專注於前方的路面，會給馬戴上眼罩，遮蔽兩側的視野。一般來說，男性比起女性更容易有這種「隧道式的視覺」。因為遠古時代，男性負責打獵，所以要專注於眼前的獵物；女性負責採集，所以視野較為寬廣。

不論男女，亞斯人的神經發展都偏向男性化，所以普遍會有隧道式的視野，容易錯失周邊的許多重要訊息。

小時候喜歡福爾摩斯，崇拜他藉由觀察人們的一些細節，如手指上的厚繭或鞋子上的汙漬，就可以推論出對方的身分，或是去過哪裡、做過什麼事情。學習精神醫學後，為了提升會談技巧，特意花時間學習了讀心術。**其實讀心術讀的並不是對方的內心，而是細微的表情或是肢體動作。**

從此，擴展視野、仔細觀察周邊細微的訊息，成為我的習慣。這對於深度同理、建立關係以及從核心解決問題，都有很大的幫助。更棒的是，當你全神貫注於觀察時，通常就會放下心中的成見，改善亞斯自我中心、先入為主的壞習慣。

・提升視野

不同於擴展視野的廣度，這裡是要提升視野的高度。

想像身處於一個擁擠的廣場中，如果你聽到一個男人向一個女人大吼，可能會搞不清楚發生了什麼事情。如果身處一棟樓房的高度呢？居高臨下，你應該就可以看清楚、聽清楚事情的細節：「噢，原來是有個男人發現扒手正要偷走女人的錢包，於是大聲提醒她……這個扒手也真可惡，應該要嚴懲！」再往上，如果是來到飛機的高度，並具備千里眼、順風耳，你又會發現什麼？「噢……原來扒手的妻子離家出走，孩子又生病，沒有醫藥費，真是值得同情啊……」如果再上升到人造衛星的高度，甚至提升到太陽、銀河、宇宙的視野，你會如何看待這件事情？

這是我滿喜歡做的練習。當被卡住時，試著一步一步提升自己的視野，你會發現觀感與想法也會不斷轉換，可促進思維的彈性，並且建立豁達的性格。

・對方的視野

又稱「換位思考」，也就是想像：如果自己是對方，會有什麼樣的感受？為什麼會出現這樣

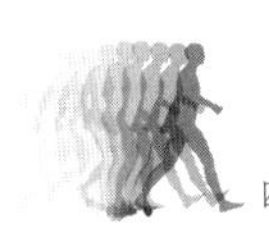

的行為？

這也是一個可以常常練習的心理遊戲，想一想：如果你是剛剛在後面按喇叭的人，是基於什麼樣的原因按下喇叭？如果我是鄰座的同事，會如何看待我的做事方法？想像自己是老闆，為何會對這個員工生氣？想像自己是孩子，為什麼會無法停止玩手機？

記得要放下自己的立場、經驗與想法，從對方的角度來感受。以前上家暴訓練課程時，有一幕令我印象深刻：講師讓大家蹲在地上，體驗孩子的視野，然後他突然跑到大家面前，揮舞雙手並大聲說話……當下可以深刻感受到孩子小小的身軀所承受的壓力，理解大人的一言一行對孩子會有多麼大的影響。

這個換位思考其實不限於身邊的人，被你丟棄的東西、三餐被你吃掉的動物，甚至是飽受人類剝削、汙染的地球母親，你都可以思考一下他們的感受。

・超然的視野

這與丹尼爾・席格所提的海洋意象或覺醒之輪有異曲同工之妙。想像你在玩射擊遊戲，你可以用旁觀者的角度，清楚看見並且操控遊戲中的人物——也就是你自己。這樣有一個好處：**可以隔著一段距離來觀察、體驗，比較不會有「被情緒包住」、無法逃脫的感覺。**

又或者是想像你出門遛狗，狗狗十分躁動，想要掙脫鍊子，自己去玩。最後來到一片大草坪，你在路邊的長椅坐下，順手解開狗鍊。狗狗飛也似的衝出去，在草坪上狂奔、吠叫、挖土、和其他的狗狗嬉戲。你在長椅上坐著，淡定地看著這一切。最終狗狗玩累了，回到你身邊，讓你拴上狗鍊，乖乖地跟你回家。

在這個意象中，**狗狗就是我們的大腦，而我們是坐在長椅上的主人。**大腦會產生來來去去的想法、感受、情緒與衝動，而自我卻可以隔著一段舒適的距離來觀察這一切，不用整天被大腦牽著鼻子走……我把這個自我稱為**「超然的我」**，它可以帶給我們超然的視野，讓我們不被自己的想法、感受、情緒與衝動迷惑。

了解轉換視野的意義後，接下來談談如何建立靈活的思考。

靈活思考

．正名思考

有一個千古難題：「先有雞，還是先有蛋？」其實它的答案十分簡單：**只需先定義雞與雞蛋，就能輕鬆解答。**如果雞蛋的定義是「雞」生的蛋，那麼不管從演化或是神創的角度來看，世界

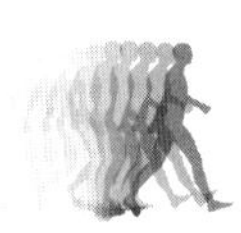

上都是先有第一隻雞，才會有第一個雞生的蛋。如果雞蛋的定義是「可以孵出雞的蛋」，那麼世界上勢必是先有第一個雞蛋，才會誕生第一隻雞。你看，事情是不是一下子簡單了許多？

許多問題與衝突，例如：員工是否適任？學生為何不認真？誰對家庭付出較多？都是沒有定義清楚何謂「適任」（也許業績不佳，但他是公司的開心果啊）、何謂「認真」（孩子打球時很認真，運動難道不是學習的一部分嗎？）、何謂「付出」（賺錢回家是付出，操持家務難道不是付出嗎？）所造成。這也是為何孔子這麼在意「正名」，強調「必也正名乎！」的原因。

·目標思考

另一個千古難題：矛盾之爭……其實也很好解決。

武器商人先說：「我的盾最堅固，沒有武器可以刺穿！」接著又說：「我的矛最銳利，沒有東西刺不穿！」這時一個路人說：「那麼用你的矛刺你的盾，會有什麼結果？」商人瞠目結舌，無法回答。

其實這時**只要把目標確定清楚**，**答案就會浮現。**武器商人的目標是「盡可能賣出最多的商品」，所以大可以這樣回答：「我自己的矛與盾相對抗，有可能是兩敗俱傷，但是對上其他人賣的矛與盾，勢必是摧枯拉朽。所以為了打勝仗以及保護寶貴的性命，我的矛與盾絕對是最佳選擇！」

只要確定目標，最佳的因應方案就會浮現。這裡需注意的是，可以結合前面的「提升視野」，訂定更高的目標，才不會被直覺下跑出來的目標給卡住。

例如在路上遇到不禮貌的駕駛，如果你的目標是「教訓他」，有可能就會發生「打輸進醫院，打贏進法院」的結果。如果此時把目標提升到「平安回家」，就不難對這些惡劣的行為一笑置之。

孩子犯錯時，如果你的目標是「要孩子聽話」，你可能就會責罵他、甚至做出體罰。如果把目標提升到「孩子能健康、幸福地長大，積極又有責任感」，你就會查查書本，看看阿德勒的「正向教養」與丹尼爾．席格的「腦科學教養」怎麼說。

或是你可以參考管理學大師彼得．杜拉克（Peter Drucker）的「SMART原則」：Specific（明確的）、Measurable（可衡量、可量化的）、Achievable（可達成的）、Relevant（與情境或目的一致的）、Time-based（有時效性的），來訂定最實用的目標。

．換靶思考

延續目標思考，如果訂立了不錯的目標，但過程中你還是卡住了，這時，也許拋棄你原本執

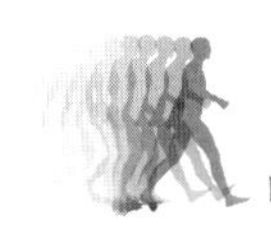

著的目標，轉換一個嶄新的目標，才是真正的上策。

因為迷糊的個性或與家人、室友溝通不良，學生時代有好幾次被鎖在門外的經驗。從一開始的憤怒砸門，到冒險從窗戶爬進去，這些顯然都不是好方法。直到有一次，我突然發現如果轉換目標，將「堅持要進門」轉換為「打發其他人回來前的時間」，問題就輕鬆解決了！我可以去吃東西、可以去逛街、可以去圖書館看書和吹冷氣、可以去隔壁寢室串門子……解決問題的方法突然變成無限多。

臨床經驗中，也常常遇到突然想開了，及時轉換目標，原本的難題就迎刃而解的例子。例如：丈夫外遇並拋妻棄子，悲憤的太太從「希望丈夫回心轉意」轉換目標為「找到一個真正相知相惜、可以相互扶持的伴侶」，負面的想法就漸漸轉換為積極的態度。因為業績不佳被公司降薪、降職，原本想要一死以明志的上市公司中階主管，將目標從「希望老闆合理對待」轉換為「老子有本事，換我做老闆」。善用多年累積的管理策略，最終走出一條精采的創業之路。

・全貌思考

結合前面所描述的「擴展視野」，你可以發現，如果我們拋棄隧道式視覺，充分打開視野，看清事物的全貌，往往就可以發現不一樣的方向與資源。

·【案例一】一位學術成就頗高的教授，在妻子因癌症過世後，陷入深深的自責。懊悔自己長年醉心於工作，沒有關心妻子，導致延誤治療。即使已經過去一年多，仍然無法走出內疚，甚至出現失眠、疲憊、消瘦等諸多身心症狀。

我先以大量的時間同理教授的痛苦，之後順應其聰慧的頭腦，邀請教授一同探索事情的全貌。過程中，教授逐漸發現許多不一樣的事實與觀點，例如：癌症原本就極難早期發現；自己認真工作，其實也是對於家庭了不起的付出；自己長期抑鬱的原因，心理的自責可能只是一部分，生理的失調（如血清素功能下降）也許才是主因；以及如果角色對換，換作自己先離世，也絕對不忍心妻子陷入持續的悲傷之中……教授以「大膽假設、小心求證」的科學態度，將不健康的自責，逐步轉換為對妻子的溫馨思念。

·【案例二】情緒化的媽媽對上亞斯特質的孩子，常是一個毀滅性的組合。有一個少年阿清，他的媽媽從小就常對他施展操弄及情緒勒索，導致他進退兩難，陷入痛苦的情緒。例如小時候，媽媽會要他進房間去寫功課，不久又喊他出來一同看電視。有時只是表達自己的好惡，如拒絕吃討厭的食物，媽媽就在其面前掉眼淚，哀怨自己好命苦，老公不愛自己，孩子又不聽話。長期累積的壓力，不斷對大腦造成傷害，阿清到高中時終於崩潰，出現了嚴重的憂鬱症狀。

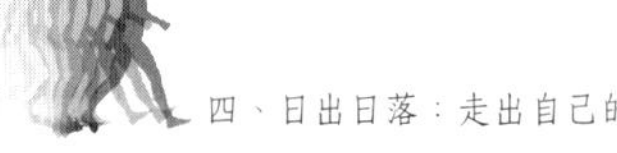

因為阿清的亞斯特質，我知道他很會分析事情。會談中，我帶著他跳出表象，思考各種可能性：我真的犯錯了嗎？錯誤的大小如何判斷？媽媽的教養方式是否有問題？媽媽當天的心情如何？媽媽的不幸都是我造成的嗎？我逆來順受就可以幫到媽媽嗎？不只是媽媽，如果有人對我情緒勒索時，我都只能逆來順受嗎？

藉由不斷地轉換視野及多方辯證，阿清對於自己的判斷力逐漸建立信心，也學會各種因應對策，再也不需隨著媽媽的情緒起舞。

擺脫亞斯人「人生卡卡」的宿命

馬醫師的親身體驗，如第二十四章所述，在成績與人緣都落到谷底的高二，我參考書籍來擴充視野，承認自己的不足，看清整體局勢以及周邊還有哪些不為人知的資源，做出正確選擇……終於達成出奇制勝，走出人生困境。

學會轉換視野與靈活地思考，你就擁有了強大的反思心智。再加上本書中其他的觀念與技巧，相信你可以眼觀四面、耳聽八方，腦洞大開，彈性又有創意，勇敢但又謙遜，擺脫亞斯人「人生卡卡」的宿命。

本章練習 善用本章所學習的「轉換視野」與「靈活思考」這兩項反思技巧，針對眼前的困境，在書中空白處寫下自己的對策。

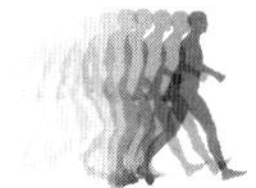

28 與其強大，不如柔韌

阿祥今年二十三歲，已經閒居家中五年，常常關在房中，用滑手機度過漫長的白天與黑夜。

他從小就不愛說話，甚至很少與人有眼神接觸。一般孩子喜歡的紅綠燈、捉迷藏等遊戲，對於阿祥來說只會造成神經的過度負荷。唯一喜歡的事情，就是在任何平面、用任何有顏色的東西，塗塗畫畫……這樣的行為破壞了不少口紅與牆面，讓家長十分頭疼。

進入學齡的阿祥，課業成績竟然十分不錯，讓大家刮目相看；但這個好成績，卻也成為一切災難的開始。

阿祥的爸爸老李是一位大學教授，做事勤奮，加上律己甚嚴，在研究上有不錯的表現，中年後更榮升系主任。不為人知的是老李在外謙和有禮，回到家中卻儼然暴君。除了整天神經緊繃，動輒因為瑣事抓狂，家人的生活大小事也都要照其意思完成，不能稍有違背。

阿祥的母親淑美是家庭主婦，早已習慣逆來順受的生活。阿祥卻是事事忤逆，父子之間的衝突常常一觸即發。

即將升高二的阿祥，未來想要就讀自己擅長又有興趣的美術相關科系。老李得知後卻破口大罵，覺得阿祥空有優異的成績，不尋思出人頭地，爭取前幾志願，卻要走一條沒把握、「沒前途」的路！這樣的認知差異，導致兩人之間大小衝突不斷。最終來到高三時，阿祥索性放掉一切課業，甚至不再到校，每天關在房間，以網路遊戲度日，拒絕與家人互動。

老李對於孩子的「墮落」覺得十分丟臉，對外三緘其口，但掩蓋不住內心的落寞。媽媽淑美更是每天以淚洗面，承受來自於丈夫與孩子兩邊的負面情緒。

由於長期日夜顛倒、缺乏運動，加上營養失調，阿祥的身體與精神狀況都每況愈下。終於，一次情緒失控下，阿祥打傷了自己的母親，父母在不得已下，報警將其強制送醫……

阿祥在醫院中度過漫漫晨昏，雖然初期不適應，但之後也逐漸習慣醫院的規律作息。

在工作人員的關懷與衛教下，阿祥逐漸了解自己的困擾大多來自亞斯伯格特質，以及內、外在壓力的綜合影響。隨著藥物與心理治療，阿祥逐漸恢復心情的平靜，也可以在鼓勵下，嘗試與工作人員及其他病友互動。

阿祥發揮所長，每天創作，幫其他人畫肖像，也幫病房畫海報，久違的自信在心中逐漸回歸。

但隨著出院的日子越來越靠近，阿祥不禁擔心，該如何面對嚴厲的父親、身心受創的母親，以及

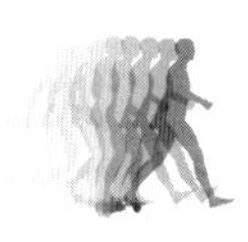

充滿低氣壓的家庭……

復原力與你想像的不一樣

復原力（resilience）一詞，原意是物體的反彈力。你可以想像「玻璃球」、「鐵球」、「麵團」以及「皮球」的不同，當這四者一一落到地面時，玻璃球會破碎（崩潰），鐵球會砸壞地面（傷害、報復），麵團會黏在地上（自暴自棄），只有皮球會快速反彈（復原）。**心理學中，復原力的定義是「個人在遭遇逆境時的正向適應能力」，所以又稱為「韌性」或「適應力」。**

復原力的觀念，來自一九五〇年代開始的系列研究。心理學家艾米・沃娜（Emmy Werner）自一九五五年起，對於夏威夷考艾島的六百九十八名嬰兒進行長達四十年的追蹤，發現三分之一承受早產、貧窮、家暴、父母離異、父母酗酒／吸毒／罹患精神疾病等高風險的兒童，長大後仍然能有出眾的表現，展現出愛心、能力與自信。分析這些調適優異的個案，發現他們具備一些共通的特質。

不是聰明，也不是身強體壯。這些統稱「復原力」的特質包括：樂觀、具備信念與使命、專注於自己的長處、利他行為、對未來設定目標、有可效法的對象、接納社會支持等。好消息是，即使每個人天資各不相同，但這些特質，都是可以後天逐步「培養」出來！也就是說，每個人都可以「建立」具備個人色彩的復原力，來面對生命中的各種逆境！

對你來說，最需要的「復原力」是什麼？這是一個十分重要的問題，值得花費數年的光陰來深入探索。

剛強易折！研究顯示的結果，與一般人想像的不一樣。復原力不是一種堅強、執著的能力；相反地，它是一種「軟實力」。復原力的眾多特質中，最重要的就是「接納社會支持」。**皮球的彈性，來自於它的空心；擁有強大復原力的人，通常也是「虛懷若谷、接納他人意見、善於向外求助」的人。**善於求助，代表「願意面對且接納自己的弱點」，這反而是內心強大的展現，也是身處逆境的孩子能夠谷底翻身、絕地重生的關鍵第一步。

「接納社會支持」，對於許多想法僵化、甚至自視甚高的亞斯人來說，是最難跨出的一步。但想一想，如果困境中的孩子都能做到，我們大人還有什麼理由不嘗試看看呢？

前面故事中的老李，就是欠缺這一種復原力。也許專業能力高人一等，但「尋求協助」的能力卻頗為不佳。時光倒回，若能在與孩子發生衝突的初期及早尋求協助，也不至於陷入如此艱困的局面。反觀阿祥，在住院過程中「不得不」接受他人的協助，逐步習慣這樣的模式後，反而比優秀的父親更早跨出這關鍵第一步。

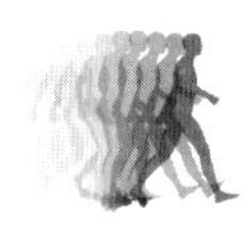

我的復原力！ **我是：**

【今天的日期】	【今天的日期】	【今天的日期】	【今天的日期】
我**目前**擁有的內在特質：	我**目前**擁有的內在特質：	我**目前**擁有的內在特質：	我**目前**擁有的內在特質：
我**未來**想建立的內在特質：	我**未來**想建立的內在特質：	我**未來**想建立的內在特質：	我**未來**想建立的內在特質：
我**目前**擁有的外在資源：	我**目前**擁有的外在資源：	我**目前**擁有的外在資源：	我**目前**擁有的外在資源：
我**未來**想建立的外在資源：	我**未來**想建立的外在資源：	我**未來**想建立的外在資源：	我**未來**想建立的外在資源：

復原力：內在特質與外在資源

除了願意求助、善於求助，復原力的特質還包括許多。邀請大家來做個練習：看看下面這些屬於復原力的「內在特質」，以及有助於提升復原力的「外在資源」，你目前具備哪些？未來想要培養哪些？在右頁的表格中，把它們寫下來，每隔一段時間，可以反覆更新。

·內在特質

愛、成就感、健康、安全感、自尊、自主、同理、以和為貴、貢獻、熱情、負責任、正直、誠實、堅忍、完美主義、慈悲、智慧、經驗、快樂、享受、創意、謙遜、感恩、權威、才華、榮譽感、守信、幽默、溝通、善於求助、活力、衝勁、積極、果斷、行動力、樂觀、開放、影響力、關懷、恆心、吃苦、忍耐、豁達、體貼、安詳、悠閒、放鬆、學習成長、自信、溫暖、好奇、毅力、有彈性、知足、義氣、道德、孝順、親密感、冒險、重名譽、期望……

·外在資源

父母、伴侶、手足、子女、親戚、朋友、同學、同袍、鄰居、社區、前輩、下屬、學校、社

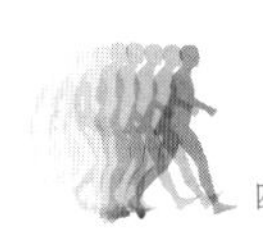

團、進修管道、職場、醫療、復健、心理健康、宗教、社會福利、志工服務、金融、投資、儲蓄、法律、體育設施、營養、大自然、寵物、景氣、安定、公平、自由、透明、保障、友善、愛、信任、支持、舞台……

我的祕密武器：看電影

長期以來，有一個協助馬醫師改變自己亞斯特質的祕密武器，就是「看電影」。電影具備強大的潛移默化功效，只要花費一個多小時，一個好故事加上導演的精心呈現，就可以打動心靈，幫助我領略一些原本需要花費一輩子才能理解的深刻價值。

接下來用兩部威爾．史密斯的作品，幫大家加深對於復原力的印象。我會為大家解析《當幸福來敲門》與《全民超人》這兩部電影，如果你未曾觀看過且不喜歡劇透，可以先跳過下面的內容。

．《當幸福來敲門》

在電影《當幸福來敲門》中，威爾扮演的克里斯顯現出不少亞斯特質，例如堅持糾正托兒所「happyness」的拼字錯誤（正確應是happiness），即使身陷經濟與婚姻困境，仍持續鑽研魔術方塊的解法；識人不明，拜託嬉皮女看管貴重的骨掃描儀而導致大災難；天生的數學能力；對於目標的執著等等。

這部電影十分之九的時間，都讓人有一種壓力沉重、喘不過氣的感覺，一直期待轉機何時會出現。大家在觀看時，不妨留心觀察：是什麼樣的復原力，讓陷入人生低潮的克里斯得以否極泰來，絕處逢生？

我印象最深刻的，就是克里斯常常向身邊的人請益或尋求協助。最早是詢問路邊開豪車的人：「做什麼工作可以開上這樣昂貴的車？」結果對方回答自己是股票經紀人。得到答案後，克里斯鍥而不舍地追問如何成為股票經紀人。這人也一語道破地回答：「Good with numbers and good with people.」（精通數字，精通人心。）重要的是，克里斯並不是隨口問問，而是把這個寶貴的答案奉為打拚的圭臬。

之後，你可以看到克里斯一直在問問題，而且不在意示弱，真誠表達自己的困境以及所需的協助。小到今晚和孩子可以睡哪裡，大到成功致富的祕訣，他都積極尋求答案，展現「人生處處是導師」的柔韌。在得到答案後也十分珍惜，充分將每個答案視為寶貴的資源。例如在痛失與潛在大客戶的面談機會後，還能充分利用對方在電話中曾談到「帶孩子看美式足球」的重要訊息，重新營造面談機會。**我學到的是，當對方說話時，將自己的心裡清空，認真地聆聽，把握每一個語言與非語言訊息……也許寶貴的契機就隱藏在其中。**

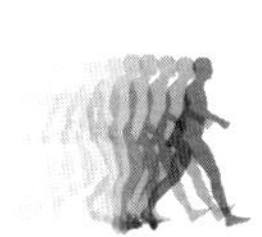

．《全民超人》

《全民超人》雖然是部娛樂片，但其中也蘊含深刻的復原力之道，值得細細品味。

電影中，威爾．史密斯扮演一個威力強大、但來頭不詳的超人漢考克。他上天下地，無所不能，但不懂得人情世故、偏執又高傲——十足的亞斯特質。在救人的同時，因為我行我素的個性，常常幫倒忙，造成巨大損失，令大人、小孩都對他十分反感。後來在因緣際會下，一個充滿公益情懷的公關顧問雷．恩布里進入他原本孤獨的生活，自願擔任他在人際關係上的導師。

一向獨來獨往的漢考克自然不買帳，但最終還是被恩布里的熱忱所打動，開啟這場改變之旅。這位導師建議他應該在意形象，調整自己對別人的態度，但這對活在慣性之中的亞斯人來說自然不易做到。印象最深刻的是，在一個銀行劫案現場，他改掉自己原本目中無人的習性，試著肯定現場的警長與其他警員，點頭對他們說：「Good job……」。雖然很生硬、笨拙，但勇敢踏出第一步的精神令人感動。**願意接受協助並擴展資源，為自己尋求一位心靈導師，讓漢考克的人生得以升級，除了強大，更多了韌性。**

復原力是柔韌的能力

不論你目前過得如意，還是跌跌撞撞，前面的練習中琳瑯滿目的復原力，都能幫助你更上一層樓。但是請記得，復原力是一種柔韌的能力，需要你打開心胸、放低身段，虛心來啟動。

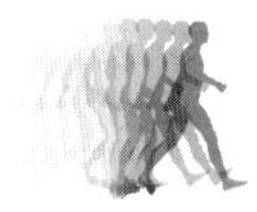

29 孤獨的勇者

都……是勇敢的，
你額頭的傷口、你的不同、你犯的錯……
都……不必隱藏，
你破舊的玩偶、你的面具、你的自我。[8]

第一次看到〈孤勇者〉這歌名，我就覺得這三個字好符合亞斯的形象：孤傲、孤獨、堅持走自己的路的勇者。細細品味歌詞之後，我發現每一字、每一句，用來解讀亞斯的處境都十分貼切，甚至預言了亞斯人充滿美麗與哀愁的命運。

以下是我從亞斯人的角度，對於歌詞的不同解析。一邊聆聽這首〈孤勇者〉，一邊參考下文的詮釋，你會體驗到不同的感動。

亞斯人來到這個以NT為壓倒性多數的世界，確實需要勇氣。

因為與眾不同，成長過程中難免跌跌撞撞，大錯小錯不斷。

亞斯缺乏心機，不擅長隱藏自己真實的一面。

亞斯人缺乏安全感，喜歡帶著熟悉的玩偶或幸運物出門[9]。社會化後的亞斯，在公領域不得不戴上符合時宜的面具。

在詭譎多變的NT世界想要交到朋友，必須有自己的特色。

成長過程中，會有想幫忙的人出現。他們會為你療傷，但又出於好意，要你不要再做自己。

為什麼不喜歡有同伴是一件奇怪的事？

為什麼大家都不願追求極致，只想渾渾噩噩過日子？

即使沒有光鮮的形象，也可以成為英雄嗎？

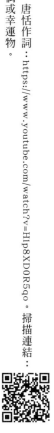

8.出自陳奕迅的歌曲〈孤勇者〉，唐恬作詞：https://www.youtube.com/watch?v=Hlp8XD0R5qo。掃描連結：

9.據悉排名第一的是「海豚」玩偶或幸運物。

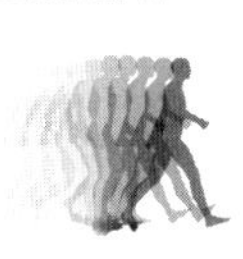

欣賞你，一般人害怕的，你卻一點都不在乎。
欣賞你的擇善固執，不會向不公、不義屈服。
欣賞你在一般人絕望的時候，仍然堅持到底，
不會把情緒顯露出來，深藏在心裡。

喜歡你不在意外表，
喜歡你不懂得趨吉避凶，
你我同為亞斯，我們有這麼多相像的地方，
連罩門都一樣！

要去嗎？我們配嗎？我們比得過NT嗎？
要挑戰一下嗎？拚了吧！即使卑微，也還是自己的夢想！
向黑暗中不願向命運低頭的人致敬……
沒有看到全貌，豈能論斷誰是英雄？

他們說：你的稜稜角角都是不好的，必須磨掉。
他們說：你的天資不錯，只要懂得「識時務」，就可以「成為俊傑」。
如果是這樣，我寧願不要出人頭地，

我寧願成為一個孤獨的勇者，
誰說要加入NT的遊戲，才能成為英雄？

其實NT也很辛苦，但你的辛苦又豈是他們所能理解？
你默默耕耘，最終的成果將震撼世人！

喜歡你來自於一個神祕的國度，
不趨炎附勢，自己默默發光。
你將在這無趣的NT世界，創造出屬於你的舞台！
要去嗎？踏出第一步吧！即使那只是一個卑微的夢想。
要挑戰嗎？放手一搏吧！即使那只是我一個人的夢想！
向黑暗中不願向命運低頭的人致敬……
誰說默默耕耘的，就不算是英雄？

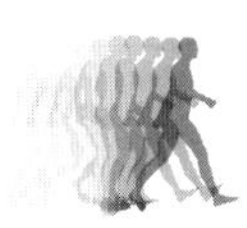

30 馬醫師的「社會化」之旅

曾經，我與社會格格不入

由於母系家族的遺傳，再加上父母尊重到近乎放任的成長環境，小時候的我，有著不少亞斯特質，固執、易怒、排他、自以為是。但在倔強的外表下，也潛藏了亞斯人常有的焦慮、不安。尤其我沒有讀幼兒園，所以剛接觸小學時，總覺得身邊的同學都比我厲害、比我懂得多。再加上缺乏主動與人交談的習慣，所以一直沒有交到朋友，在人群中總是有一種格格不入的感覺。

一次有趣的課堂活動，老師讓每個人帶自己喜歡的東西到學校，介紹給大家認識。我思來想去，選擇帶自己的摺紙作品與大家分享。當老師與同學參觀到我的桌前時，老師好奇地問我：「這是你摺的嗎？」我說：「對啊。」她睜大眼睛，驚訝地說：「哇，你好厲害，這些連大人都不見得能摺出來耶！」其他人聽了，也好奇地圍過來問東問西，開始想認識這個過去存在感不高的同學。

老師與同學的肯定讓我很開心，也讓我「不如人」的焦慮減輕不少。更關鍵的是，從中體悟到兩個重要的道理：一、我不用凡事都和其他人比較，只要有幾件自己喜歡的事情能夠全心投入，這樣就夠開心了。二、我可以用我的作品來當作名片、塑造自己的形象，或是做為與人交流、互動的媒介。這樣，就可以彌補口才不佳、思維又常跳 tone 的短板。

之後，我的「作品」越來越多，課業、美術、運動，甚至是各種小寵物，都是我吸引目光、提升自我形象的媒介。雖然此時，我的社交技巧仍然十分拙劣，加上固執與自以為是，讓我仍然是大家心中的另類。記得中年級時，雖然成績名列前茅，代表學校參加美術比賽也常獲名次，但班上每次選舉模範生，我卻連初選都不曾被提名，這讓我十分沮喪且不解。真正想通這一環節，已經是國中後的事。

藝術治療的深刻影響

走筆至此，我憶起一段慚愧卻動人的生命環節。

小學高年級時，與班上其他三位「很有想法」的同學臭味相投，成為好哥兒們，從此在班上

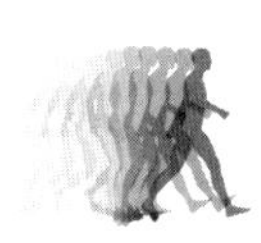

橫行霸道，挑戰老師、排擠同學，成為學校赫赫有名的「四大惡人」。為了讓我們不要在班上搗亂，校方傷透腦筋。替換不同導師、個別輔導、推薦我們去做科展（這樣就不用待在教室）……用盡各種方法。其中，我被分配到參加美術比賽，常到位於地下室的美術教室練習。

美術教室有一位輕聲細語、溫柔婉約的女老師，她會給我題目，靜靜地等待我畫好，然後與我一起討論。

有一次，我畫了一棵樹，用綠色畫樹葉、用咖啡色畫樹枝。老師問我說：「你覺得樹木的顏色是這樣嗎？」我肯定地說：「對啊！」

老師帶我來到走廊，邀請我仔細觀察樹木。我驚訝地發現在光影下，樹葉的顏色有淺綠、有深綠，甚至會在陽光下閃爍出金黃色的光芒。樹幹的顏色也比想像更為豐富，有灰白色、不同程度的褐色、與陰影下的黑色。

這給我一個啟示：我們腦海中所認定的事物，其真實樣貌有可能根本不是如此。尤其是我們直覺中喜歡或討厭的人，他的成長經歷、內心世界、周邊資源或障礙等，都是我們無法全然觸及的。**以片面的訊息、先入為主的觀點，隨意批判、對待生命中的人、事、物，實在是一件魯莽、反智且背離善良的事情。**

直到現在，我只要看到戶外的樹木，仍不時會聯想起這段獨特的經歷，以及隱藏在其中，可以說是「至高等級」的人生道理。

接觸精神醫學與心理學後，有一天我心血來潮，上網搜尋當年那位老師的名字……結果不出所料，美術老師其實是留美的藝術教育專家，而我所經歷的即類似現在頗為流行的「藝術治療」。所以小時候我不只曾被輔導過，也曾經被治療過！因此我要與大家分享——以結果來看，只要是遇到對的人，「被治療」可以是生命中最美妙的事情！

嘗試走出自己的小世界

國二時，認識了幾位同學，他們待人處事的模式讓我耳目一新：不以自己為中心，凡事先為別人著想，喜歡主動照顧人，這讓身邊的人總是備感溫暖。成為他們的好朋友後，我也因此耳濡目染，走出自己的小世界，嘗試去察覺別人的需求，如果自己做得來，就大方地提供協助。雖然無法做到同學的程度，但是也已大幅改變自己的處事模式。

過去的我總以為，只要自己夠強大，就可以贏得他人的尊重、愛戴，甚至是友情。但是與好友們的互動經驗中，我體驗到你的強大是你自己的事，甚至有可能因獨善其身，而為自己贏來「自私自利」這個NT眼中一定可列入前三名的糟糕評價。事實上，對於觀察力頗強的亞斯來說，只要認真向外看，「發現別人的需求」通常不是難事。舉手之勞提供協助，對於有效率的亞斯來說，也能輕鬆兼顧，不會影響自己想做的事情。

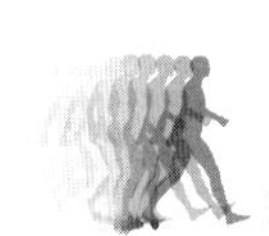

不過這裡一定要提醒一點，單純、善良的亞斯，也有可能淪為「被利用」的對象。在互動過程中，如果常常都是單方面在付出、甚至會有「被吃定」的感覺，你一定要練習劃清界線、活出自我，甚至勇敢跳出這段不健康的關係。

逐步學習對話公式

有一件事情一直困擾我，就是雖然我造句、作文都不錯，甚至可以參加演講比賽，但是人與人之間的溝通與交流、即使只是簡單的對話，卻一直不是我所擅長。

最初是透過他人的提醒，讓我有了不同的體驗與學習。記得在國中畢業旅行時，晚上熄燈要睡覺了，一位同學和我說：「晚安。」因為從小到大，家中沒有相互打招呼的習慣，所以我只應了一句：「噢……」同學有些驚訝地提醒我說：「你不是也該說晚安嗎？」我恍然大悟，趕緊小聲地說了一聲：「晚安……」

之後，我掌握了這個訣竅：如果別人向你致意，你直接回應一樣的話就ＯＫ。例如有人說「早」，我也會回「早」；有人說「謝謝」，我也會點頭回應「謝謝」；有人說「新年快樂」，我也會開心地回「新年快樂」。這裡有一個重點，就是你的能量要高於對方一些，才會顯得熱情、有禮貌。

不過，一成不變的回應公式，也曾讓我鬧出笑話。例如有一次，一進辦公室，同事就熱情地祝賀我說：「生日快樂！」結果我沒有反應過來，也反射式地回應：「生日快樂！」讓大家十分詫異。還好這個年紀的我，「人際互動資料庫」已經建立，所以我趕緊搜尋「尷尬時可以回些什麼」，然後歪著頭，故作疑惑地說出：「咦？為什麼我會說生日快樂？」大家哄堂大笑，化解了這場小危機。

建立自己的「人際互動資料庫」

·記下各種情境中的「最佳回應」

什麼是「人際互動資料庫」？這其實是我從長期的互動經驗中學到的：雖然我無法像多數人一樣自然地說出符合時宜的話，但是我可以**靠自己記憶力強的優勢，把各種情境的「最佳回應」記憶下來，逐步形成一個龐大的資料庫。如果遇到類似的情況時，就可以趕緊搜索、快速比對是否合適，然後做出合宜的回應。**

資料庫中的資料來源，許多是生活周遭其他人的互動內容。你可以時時留意，如果覺得不錯

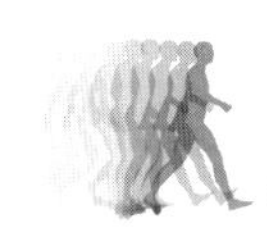

就刻意記下來。

例如有一次，有人問一位前輩：「你認不認識〇〇〇？」這是我也常遇到的問題，我覺得很難回答。如果這個名字沒聽過，直接回應：「不認識。」似乎不太有禮貌。如果認識，但因為我尚不知道你問這個問題的目的，我也不便直接回答。所以我趕緊觀察前輩會如何回應，結果他是先面帶微笑地回了一句：「怎麼說？」把問題丟了回去。對方趕緊說明是因為家人在南部，目前給這位醫師治療，如果可能，想請前輩幫忙關照一下。前輩點點頭，然後回覆：「〇醫師我不太熟，但沒問題，你把家人的名字寫一下，我可以請朋友代為傳達關照一下。」哇！整個運作很流暢，不錯不錯！趕緊納入資料庫。

資料庫的來源，也有可能是電視、電影、小說、傳記等作品。畢竟這些都是不需要他人示範，自己就可以任意蒐集的龐大資訊庫。例如布魯斯．威利在電影《終極警探》第四集開頭被殺手瘋狂追殺的過程中，當駭客少年問他：「你居然用汽車把直升機擊落下來？」布魯斯威利竟回答：「因為我沒子彈了……」這讓我學習到：局勢越緊張，主事者越該說些輕鬆、搞笑的話來安定人心，而不是疾言厲色地把大家搞到更焦慮、更有壓力。

‧影響我最深的一本書

高一時的我，無意間看到父親桌上一本陳舊的黑色小書，封面有一個大大的骷髏頭。翻開來後，發現裡面是一則又一則引人入勝的小故事，讓我忍不住想要一直看下去。這本書，就是大名鼎鼎的《卡內基溝通與人際關係》，又名《人性的弱點》。

這是一本將近一個世紀前的書，由卡內基遍覽文獻、遍訪名人，花費二十多年撰寫完成。過去的我一直以為社交能力是渾然天成的，但這本書告訴我如果順應本性，大多數人的互動方式都錯得離譜。掌握正確的溝通技巧是少數人的本事，而這也讓他們獲得巨大的成功，典型人物例如林肯、富蘭克林、拿破崙等。好消息是，這些本事其實不難學習。

我太喜歡這本給我巨大啟發的書，以至於每隔數年就會重新閱讀一次。目前我的書架上，已經有這本書的五種不同版本。說它是影響我最深的一本書也不為過，如果你還沒看過，建議值得收藏。

跌跌撞撞中，緩步前進

得到人際關係的鑰匙後，要一窺大門後的堂奧，仍需要更多的機緣。我在這片新大陸前進的步伐仍然十分緩慢，甚至可以說是跌跌撞撞。

高中有一個很棒的資源可以擴展體驗、找到志同道合的朋友，那就是「社團」。我依序參加過五個社團：國術社、古典吉他社、康輔社、籃球隊以及旗隊。可以看出康輔社就是試圖擴展人際關係的嘗試，可惜只參加幾次後就因為受不了那種「過度歡樂」的嘈雜氛圍，且實在不會搞笑、也無法說 high 就 high，所以只能選擇放棄。

大學時期面對更為廣闊與自由的世界，我卻依然躊躇不前，最多的人際互動竟是下課後，國、高中老同學的邀約。大學的許多老師、助教，甚至是同學，到畢業前仍然十分陌生。但脫離國、高中的男班男校，強大的生物本能自然復甦，簇擁我進入「戀愛」這個未知領域。

深奧、易犯錯的親密關係

親密關係是人際關係的升級版，這個領域遠比一般的人際關係更為深奧，且更容易犯錯。

第一，當一個人本能地喜歡上另一個人後，對方對於自己的感覺如何，那是一道比密室殺人案還難解的謎題。

第二，如果喜歡的對象對自己沒有意思，如何提升他／她對自己的好感，那更是一項堪比女媧補天的大工程。碰巧，以上兩點都是亞斯的短板，所以亞斯人確實不容易找到伴侶。

第三，即使真的在一起了，很多人以為兩個相愛的人，相處上自然會水乳交融、心意相通……這真是一個天大的誤解。事實上，在度過天雷地火、相互吸引的熱戀期並確定關係後，大多數人反而是原形畢露，大多數的關係關起門來也是越來越不健康。控制、威脅、宣洩、妥協、冷漠、討好、嫉妒、情緒勒索，甚至退化與依賴，都在親密關係中屢見不鮮。

感謝生命中曾經有緣交集的伴侶們，包容我種種不恰當的一切。對於曾經造成的傷害，我在心中一次次深深致歉。不只是感情關係，對於親情、友情、校園與職場等關係，希望大家都能常常反思、懺悔，並尋求彌補與改進。

以我的經驗，亞斯人適合找一個心理作家武志紅老師所描述的，可以「哐噹一聲踹開你的大門，叫你做這個做那個」的伴侶。如果她是真誠地為你好，而且命令一出，你也心甘情願地照辦，也許她就是你的真命天女。

太太姿吟曾經無數次直接下令：「來！打招呼，別想躲回房間……」「這個時候你該道歉，

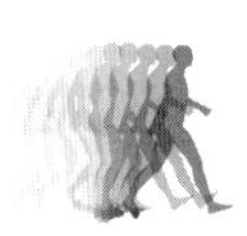

而不是繼續講道理吧？」「你以前不是籃球隊嗎？請你『準確地』把襪子投進洗衣籃裡！」而我發現自己常常被唸，竟然不以為忤，反而有一種被關心、被調教後，自己確實越來越好的感覺……我想，這就是真正的夫妻之道吧！

苦樂參半的旅程

走入精神科之後，在心理領域大量地學習，讓我的人際能力資料庫不斷擴大。大量參與各類課程與工作坊，然後在生活與工作中實踐，讓我有機會落實人際上的各種技巧。甚至一些商業課程，例如自我探索、潛能開發、宣傳行銷、公眾演說等，更進一步彌補了我內在與外在的亞斯短板，強化了全方位的能力。

很開心我走出舒適圈與象牙塔，成為一個四處演講、寫書、趕節目通告，並製作 YouTube 影片分享給大眾的知識傳遞者，活出更大的自我。

我喜不喜歡這樣的生活？逐步解鎖的同理心雖然讓我在專業上更為敏銳，但也帶來多愁善感的副作用……過去可以自動忽略的人、事、物，現在卻有可能觸動強烈的情緒與感受。面對父母、伴侶、孩子、親友、患者與家屬，以及生命中所遭遇的所有生命，有時突然觸景生情，迎面而來的心疼與不捨，實在無力承受。

老實說，我還是喜歡寧靜與淡定，但我知道那也是他人眼中的冷漠。這些覺察與技能已然建立了，使用與否再也不是自己可以決定。

正在閱讀這本書的你，也許，你的人生也正在經歷一場由量變到質變、緩慢但卻驚天動地的蛻變。這一條社會化之旅的確緩慢且困難重重，大多數時候是在錯誤與跌跌撞撞中前進，結果也不見得是你想要的……即使是這樣，你仍想要走出屬於你的、獨一無二的旅程嗎？下一章會提供給你指引，但請你要跨穩每一步。

本章練習 整理一下，到目前為止，你的社會化之旅已經經過多少里程碑？還有哪些目的地等待探索？

31 亞斯的不凡旅程

既然第二十四、二十五章都談到超能力，那麼我們不妨來看看神話、小說、漫畫、電影，甚至真實世界中，具備超凡能力或成就不凡者，他們是如何辦到的。

你會發現，這些超人或英雄人物，他們的人生經歷也許各不相同，但是在故事主軸上，竟然都如出一轍地相似。也許，這條有著類似歷程的英雄之路，早已深植在人類的集體潛意識中，不時化作夢境、神話、小說與詩篇，出現在作家與詩人的腦海，為我們訴說一個個撼動靈魂的偉大故事。

走出自己的英雄之路

在上個世紀，神話學大師喬瑟夫．坎伯（Joseph John Campbell, 1904 – 1987）在其《千面英雄》一書中，就為我們分析出跨民族、跨時代，英雄必經的「三大幕、十七階段」偉大之旅。除了是外在世界華麗的冒險，更是內在世界驚心動魄的試煉與體悟。

在此，我將其化約為六個循序漸進的層次與步驟。

．第一階段：「懵懂」

此時人們還不了解自己的超能力，甚至無法察覺自己與其他人有何不同。要麼超能力根本還沒有被開發出來，只是一個隨遇而安、不起眼的小人物，例如還沒學會獨孤九劍的令狐沖，體弱多病、常被同儕欺負的牛頓，還在米店當學徒的王永慶等等。另一種典型，就是超能力已經漸露鋒芒，但是自己根本無法駕馭，常常弄巧成拙或令人搖頭，例如還不適應自己的力氣而總是搞壞東西的超人，愛做實驗差點燒毀火車的愛迪生，成天為洋娃娃設計衣服而引人側目的吳季剛等。

不論是因為內向、木訥、笨手笨腳，還是與他人格格不入，總之，在這一階段，當事人常常

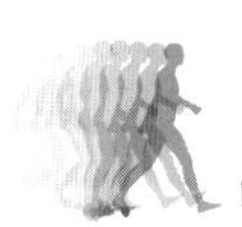

都會因為被誤解而充滿焦慮與苦悶。

· 第二階段：「覺察」

終於，否極泰來，谷底翻身，熬過了苦日子之後，毛毛蟲最終破繭而出，美麗的蝴蝶準備展翼。

可能是生命中重要親友長時間的接納與支持，例如歷史故事中，孟子與岳飛都有一位包容、支持但擇善固執的好母親。

或是遇到獨具慧眼的貴人指點，例如獨排眾議，鼓勵天寶·葛蘭汀發展天分的卡洛克老師。

又或者是在特殊的機緣下，自己幫到自己，發掘出體內隱藏的天分，例如發現可以靠游泳轉移過動症狀的菲爾普斯，為了克服逆境與憂鬱而投入小說寫作的J·K·羅琳等等。

破繭而出勢必帶來痛苦，這其中，充分認識自己、了解自己的罩門與天賦是關鍵。他們都熬過漫漫長夜，發現自己的與眾不同。雖然有可能仍需不時承受迎面而來的焦慮與抑鬱，但這無礙於即將實現的大展拳腳。

· 第三階段：「高飛」

在這一階段，你的超能力得到充分發揮，至少在某一領域大幅超越其他同儕，例如課業、知識、音樂、程式編寫等等，那種乘風破浪的感覺，令人志得意滿、十分愜意。

你可以獲得學業、事業或是財富上的成功，但與此同時，你也為自己營造了一個舒適圈，默默地沉迷其中，甚至有可能作繭自縛而不自知。

・第四階段：「跌倒」

高度倚賴你的某一項亞斯專長或興趣，雖然可以讓你表現突出；但若是過度投入此一領域，變得狂熱而僵化，同時忽略人際互動與情緒管理……很有可能你會跌倒。可能是旁人再也無法忍受你的自我中心而迴避，抑或是自己走錯方向而越陷越深。如同失去神力、墮入地球的雷神索爾，或是為情所困、黯然銷魂的楊過，以及因脾氣火爆，為自己惹禍上身的叔本華等等。

雖然痛苦，但是你要相信，這樣的過程，絕對不是白白承受，有一些光明與智慧的種子，暗暗在其中萌芽。

・第五階段：「自我探索」

經歷過高峰與墜落之後，常常能讓人幡然悔悟，開始以開放的心靈，重新審視人生。什麼虛幻、什麼真正重要，什麼可以倚靠、什麼必須捨得……都會逐漸了然於心。

所有英雄人物，如果不想故步自封，最終都必須走向這一趟自我探索的旅程。例如希臘神話

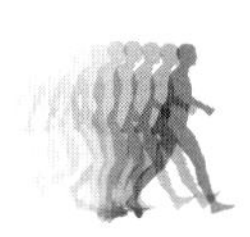

中的尤里西斯、DC宇宙中的蝙蝠俠、《駭客任務》中的尼歐、放棄王位出家求道的釋迦牟尼，甚至是暫停一切至印度靈修的賈伯斯等，都曾經歷過一場徬徨、迷惘，甚至是驚心動魄的尋根探源之旅。

・最終階段：「浴火重生」

和大家想像的不一樣，英雄在歷經磨難、脫胎換骨之後，他並不是超凡入聖、孤芳自賞、不食人間煙火；更不是獨善其身，從此過著幸福快樂的日子。相反地，英雄在大徹大悟之後，反而是會褪下一身光環，重新回到源頭、腳踏實地、融入群體，默默地為大我做出貢獻。

例如《西遊記》裡的唐僧玄奘大師，在歷經九九八十一難之後，不是成佛遠去，而是回到中土，一步一腳印地翻譯經典、講經說法。

哈利波特在經歷委屈的童年、重重劫難、生離死別，最終拯救魔法世界之後，也是結婚生子，平平凡凡地在公部門上班，扮演好自己的角色，做自己擅長且有興趣的事情。

而我們的主角天寶・葛蘭汀，在經歷成長過程中的跌跌撞撞與歡笑淚水，成為畜牧學與動物心理領域的知名學者後，並沒有沉醉於學術的光環中，而是選擇回到自己原本急於逃避的社會人群裡，為自閉與亞斯患者發聲並爭取權益。

什麼是自己真正的追尋？

其實，不只是亞斯，對於所有人來說，如果你不願意隨波逐流、渾渾噩噩地度一生，而是想要探詢世間的真理、超越命運、活出最大的自我，並且對世界做出貢獻……如果這是你真正要的，那麼，人生就必定是一場起起伏伏的旅程。

你會不斷突破，又反覆跌倒，你會好好壞壞、高高低低、進進退退……直到成功。而所謂的成功，並不是幸福美滿、風光無限，最有可能只是回到起點、重新開始。所以前述的六階段並不是一條單行道，更有可能它是一個迴圈。正如同宇宙的運行，開始於大爆炸、終止於大坍縮，而坍縮後，又重新迎來新的一輪大爆炸……如此周而復始，正如同道家講的「無始無終」、佛家所說的「不生不滅」。物極必反、禍福相倚，好與壞、善與惡，亞斯的美麗與哀愁、幸運與不幸、罩門與超能力，其實都是一體的。

我好像講遠了。但是前面的內容，也是馬醫師不斷在嘗試走出的人生歷程。不見得適合每個人的秉性，不必對號入座或是強求。有空時、走累時，你也可以靜下心來想想，什麼是自己真正的追尋。

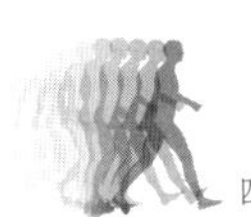

走出獨一無二的不凡旅程

好了，閱讀至此，你也即將走到本書的終點。如同前文所說，終點之後，就是起點。你要從第一章開始，重新再複習一次？這樣做很棒，我相信每次重讀，你都會有不同的領悟。

或者，你想讓人生回到起點，開始帶著不同的心態與視野，與身邊的人以及這個世界和解，展開截然不同的新關係？

又或者，你想讓自己回到起點，以全新的角度，重新審視自己、欣賞自己、定位自己，讓自己可以用平靜但蓄勢待發的心態，重新出發？

我想，你的亞斯天賦會帶領你，走出獨一無二、屬於你自己的不凡旅程！

本章練習 想一想，在亞斯的不凡旅程中，你已經走到哪裡？在懵懂、覺察、高飛、跌倒、自我探索、浴火重生這六個階段，各有什麼期待與發現？

32 結語

二〇三〇年的某個清晨，你一覺醒來，坐在智能馬桶上如廁，並且將手指放入一台小儀器中。微微一痛後，你知道它取了一滴血液進行化驗。梳洗時，化驗報告已傳入穿戴裝置，你一邊刷牙，一邊傾聽今天的建議。

「小雅早安，重要事項提醒，等一下十一點的主管會議，你必須做二十分鐘的報告。依據你的血液及小便檢驗以及穿戴裝置傳回的身體指數，結合今天的行事曆，我發現有可能是這場會議讓你有些緊張，壓力指數上升了25％。」無線耳機中，傳出了熟悉的、親切又熱情的男教練聲音。

「你也許會一如往常出現一些心悸，也可能會覺得呼吸不太順暢。沒關係，依照小雅平時的努力與準備程度，這場會議一定難不倒你。重點是，如果發生問題，我也能及時搜尋資料，提醒你重點。」教練繼續說，你也下意識地點點頭。

「在上班前，你還有時間調整一下體質。建議於跑步機快走或是慢跑十五分鐘，可以消耗過多的壓力荷爾蒙。因為體內的鎂下降了，讓神經變得更為敏感躁動，請攝取二百五十毫克的鎂錠一顆、或是於早餐中多吃一些綠色蔬菜與堅果來補充鎂。」

「了解，小智教練，請幫我打開跑步機，我現在就來運動一下。」

「好喔，小雅，加油。你總是這麼積極，真令人欽佩！」

「小智，謝謝你，你也幫了我很多。」雖然知道只是人工智慧，但是你還是習慣這樣有來有往的互動模式。

去公司的路上，遇到大塞車，你嘟囔了一句：「真倒楣，別害我遲到啊……」小智教練察覺到你身心的變化，安撫說：「小雅請放心，依照前方路況，你還是可以在九點前到公司。這個時候生氣會讓壓力荷爾蒙更進一步上升，不如跟著我一起做一下『海洋意象』的練習吧。」

「好吧，你帶著我。」你點頭同意，耳機中出現風聲與海浪聲，智慧眼鏡也調整成淡藍的色調，讓你有一種清涼的感覺。小智教練輕柔地引導你複習海洋意象，不知不覺中，你搭乘的自動駕駛交通車在公司大樓前的站牌停下。

匆匆忙忙地進入辦公室，看見大家神色緊張，你一向不擅長閱讀空氣，於是小聲詢問教練：「喂！小智，現在是什麼狀況？」小智教練將影音訊息分析了一下，結合網路上的資訊，小聲對你說：「我聽見大家談論等下的會議，總公司的CEO泰瑞突然決定出席。他是以嚴厲出了名，習慣只給每個人五分鐘報告時間，而且喜歡發問一些難搞的問題，等一下你要小心面對。」「慘了……怎麼辦？」你心想，如果是濃縮報告資料到五分鐘，以自己平時的準備，還沒什麼大問題。但是如果是要察言觀色、臨機應變，這可就是自己極大的罩門了……可惜心中所想的事情，教練是聽不到的。小智只是依據心跳的數據，不時安撫你、提醒你深呼吸。在心臟跳到超過每分鐘一百下後，小智建議可以吃一下醫師為你準備的交感神經舒緩藥物。

終於輪到自己報告了，看見坐在正中央，一臉嚴肅的泰瑞，以及兩邊依位階就坐的公司主管，你看不出他們心中在想些什麼。規規矩矩地報告到一半，泰瑞突然咳嗽了一聲，問道：「暫停一下，你自己對於這些數據有多大的把握？」

你整個人都呆住了！這句話是什麼意思？「數據」我知道，但是「把握」是什麼意思？他怎麼問了這麼摸不著頭腦的一句話？我該怎麼回答？如果回答錯了，會不會發生很可怕的事情？

還好平時的正念練習與剛剛的藥物發揮作用，你才沒有當場昏倒過去。在此同時，小智教練察覺危機，快速地分析泰瑞的語調與微表情，在你耳邊小聲地給出一個建議：「小雅別慌，你先做

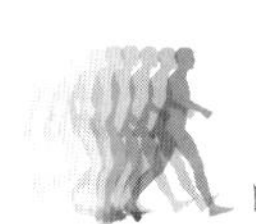

出一個笑容，然後這樣回答……」

你點點頭，擠出一個漂亮的微笑，然後回答泰瑞：「數據是總公司十分認真的傑森組長團隊整理提供的，我與他們常常互動，所以對於數據的正確性十分有信心。」這個回答高明至極，一方面肯定總公司同仁的能力，一方面表示自己與他們合作無間，另一方面也暗示，這是泰瑞CEO您治理下的總公司單位提供的喔……如果有問題，也不能怪到我頭上。

果真，泰瑞CEO滿意地點點頭，自信地說：「我也這樣認為。我在總部一向強調必須真實、嚴謹，這些數據很符合現況，你的分析也很精準！」

最後，會議有驚無險地結束了。部門同仁都十分驚訝，一向深具亞斯特質的你，怎麼可以有這麼圓融的表現？

在這本書即將完成的二〇二三年初，ChatGPT 橫空出世，人工智慧無所不知、無所不能的強大威力，讓人既驚訝又驚豔。相信不久的將來，在人工智慧、大數據、Web 3.0，加上5G即時物聯網的加持下，運用科技來幫助亞斯人改善生理、心理與人際上的各種難題，將會越來越得心應手。

但是在那一天到來之前，我們亞斯一族還是必須一步一腳印，解決眼前神經敏感、情緒波動、僵化、缺乏同理等種種難題。

你可以按照本書分享的各種方法反覆練習，或是建構富含自己特色的解決之道，這樣你將會更加自信、更有成就感。

真的該說再見了。期待你能平靜而堅韌，在向目標衝刺的同時，也能欣賞路途中的美景，並且照顧好身邊關心你的人。預祝你可以跨越**漫漫長夜**，欣賞**曙光乍現**，享受**如日中天**，接納**日出日落**……打造心目中的理想人生，成為獨一無二的王牌亞斯！

【後記】

身為亞斯的伴侶，我了解你的感受……

文◎林姿吟（職能治療師・馬大元醫師之妻）

二十二歲大學畢業後，精神科職能治療師成為我的首份工作。而當日與我一起報到的某位同事，就是本書的作者、如今我的老公——馬大元醫師。

「雞腿吃不下嗎？我幫你吃！」這是馬醫師對我說的第一句話。習慣把最喜歡的食物留到最後慢慢享用的我，就這樣眼睜睜地看著對面那個第一次見面的男人，理所當然地把我便當裡最精華也最吸引人的美味，果斷地送進自己嘴裡。

時至今日，回想起來，也就是這「體貼」的一幕，讓我從此對他多留了點心。

「這個滿好吃的耶，你應該也會喜歡，嚐嚐看！」而這，是時光荏苒，十八年後的今日，他會在飯桌上對我說的話。

對我而言，「分享」是再簡單不過的生活片段，但對老公和亞斯朋友們來說，卻是漫長的自我進化過程。

一如書中所提，因鏡像神經元缺損，同理與自省能力相對薄弱的關係，亞斯朋友們總習慣直覺式地行動。類似上述「夾雞腿」等令人無語的事件，在亞斯的生活中，實在族繁不及備載。再加上固著、難變通的認知（從馬醫師的角度來看，食物是不該被浪費的！所以他不覺得自己的行為有誤，也不懂為何該道歉），亞斯朋友的善意，因而總是被貼上「白目」、「自大」的負面標籤。

這就是與亞斯相處最大的困境嗎？喔不！結婚後，真正的挑戰才正要開始！

亞斯在工作上也許可以整頓自我，盡力做到圓融；但回到家，卸下面具的真實生活裡，已婚亞斯必須面對背景迥異的另一半、面對自己的生活領域被侵略、面對舊有習慣被迫調整……一切的一切，幾乎都在挑戰亞斯的底線。

與此同時，對亞斯的另一半來說，首當其衝的，就是亞斯人各式各樣、深植性格中的「亞斯 style」。

猶記得，登記結婚的那天清早，我分明清楚地提醒過馬醫師該帶的各樣東西。但到了現場，他才發現最重要的身分證漏在家裡！當下，在大庭廣眾、在我父母面前，他氣急敗壞，毫無餘地大聲斥責我：「都是你的錯！為什麼出發前沒有再提醒一次？」

在他的認知裡，自己的工作已經「太重要、太忙碌」，所以沒有多餘的腦容量可以記憶生活中的大小事。身為另一半的我，應該要扛起責任，打理好所有雜事，甚至該「預測所有突發狀況」，反覆確認，做到萬無一失。

同理，在還是人工收費的時候，高速公路靠近收費站時，沒有提早拿出繳費單，這也是太太的責任！因為他的大腦都在想重要的事情，所以坐在副駕駛座的太太不能睡覺，應該負責打理這些雜事（不知道他一人開車時，是誰在負責遞繳費單？）。

再同理，老公辛苦工作下了班，想在客廳放鬆看個電視，打開茶几抽屜準備拿出遙控器，發現裡面竟然堆滿雜物……那麼即使現在已經是半夜十一點、即使老婆已經有陣痛跡象，隨時準備到醫院待產，也一定要求她「必須盡到責任」，把茶几整理好！

在亞斯的世界裡，公平很重要，原則很重要，自己的感受更重要！

偏偏，在那個兵荒馬亂，馬醫師艱難、我也艱難的成家階段，孩子們就這樣接連報到，這下我們連離婚都沒辦法了！

要亞斯主動改變，很難！但連離婚這條最後的退路，也因為孩子們年幼，變成了不可能。

我只能說服自己接納目前這一團混亂、接納老公因為亞斯而表現出來的那些無解行為。

除了正面的衝突外，亞斯的「直接」，讓我受傷的地方更多。

例如他發現我在看韓劇，會直接說我「庸俗」、「浪費生命」，這是多麼沉重、傷人的一句話！在過去，可能一場激烈的辯論大會就此展開。但在接納他的亞斯後，也許視野不同了，我開始嘗試用從專業中學到的「敘述自我感受」，取代過去的自怨自憐。

因為決定接納，在往後相處的時間裡，反而不再像從前，凡事用NT的眼光去苛求。面對他出乎意料的各種指控，我也開始能靜下心來，學著忽略令人不舒服的表象，練習從亞斯獨特的內在為起點，重新解讀一切。

令人訝異的是，過去我覺得不合理的那些要求與堅持，慢慢地讓我蛻變成更好的自己。例如面對人生的態度，從鬆散，到現在的謹慎、負責。

無所求地接納！就是這一步，竟成了開啟我與馬醫師幸福婚姻的重要關鍵！

在和亞斯丈夫的婚姻裡，從「接納」出發，我踏出了成功的第一步。因為接納，所以可以同理；因為同理，所以可以體諒；因為體諒，所以願意自我調整；因為自我調整，所以終能達到平衡。

忽略不適切的表達與互動方式後，我看見了亞斯非凡的見解。

透過直覺式話語和行動，我看見了亞斯不造作的直率。

經歷接踵而來的困境，卻仍堅持前行，我看見了亞斯的擇善固執！

只要我們願意接納，改變就有可能發生。

當亞斯人感覺被接受、被尊重、被體諒，當他們感受到「即使我有很多不適切行為，也同樣是另一半眼裡最珍貴的獨一無二！」，他們的內心也會被打動，誠心誠意的改變也有機會開始萌芽。

終於有一天，我發現老公的堅持，已經默默地從「一定要照我的」，轉變為「一定要在意對方的感受」、「一定要對彼此好」、「一定要繼續幸福」……

誰說亞斯無法改變呢？誰說嫁給亞斯很辛苦？

要我說，亞斯丈夫是世界上最好的丈夫！

參考資料與延伸閱讀

亞斯經典

- 《星星的孩子——自閉天才的圖像思考》（*Thinking in Pictures: and Other Reports from My Life with Autism*）：天寶・葛蘭汀（Temple Grandin）著，傅馨芳譯。心靈工坊（2012）。
- 《我看世界的方法跟你不一樣——給自閉症家庭的實用指南》（*The Way I See It*：*A Personal Look at Autism and Asperger's*）：天寶・葛蘭汀著，廖婉如譯。心靈工坊（2012）。
- 《我的大腦和你不一樣——看見自閉症的天賦優勢》（*The Autistic Brain: Thinking Across the Spectrum*）：天寶・葛蘭汀著，殷麗君譯。心靈工坊（2017）。
- 《亞斯伯格族群的武功秘笈——社交規則手冊》（*The Asperkid's (Secret) Book of Social Rules*）：珍妮弗・庫克・奧托爾（Jennifer Cook O'Toole），曹純瓊、梁真今、郝佳華譯。華騰文化（2019）。
- 《亞斯伯格症實用指南》（增訂新版）（*Asperger's Syndrome*）：東尼・艾伍德（Tony Attwood）著，何善欣譯。健行文化（2021）。

成人亞斯

- 《依然真摯與忠誠——談成人亞斯伯格症與自閉症》：簡意玲著。心靈工坊（2014）。
- 《我是外科醫生，我有亞斯伯格症——三大關鍵克服發展障礙，化阻力為助力的生命奇蹟》：畠山昌樹著，鍾雅西譯。瑞麗美人國際媒體（2017）。
- 《我與世界格格不入——成人的亞斯覺醒》：陳豐偉著。小貓流文化（2018）。
- 《亞斯成人的指南——性×毒品×亞斯伯格症候群》（*Sex, Drugs and Asperger's Syndrome (ASD): A User Guide to Adulthood*）：路克．傑克森（Luke Jackson）著，鳳華、孫文菊、夏瑞璘譯。華騰文化（2019）。
- 《獻給不想當邊緣人的你——發揮亞斯特質，在職場、情場化阻力為助力的輕鬆小心機》：司馬理英子著，胡慧文譯。新自然主義（2019）。
- 《我與我的隱形魔物——成人亞斯伯格症者的深剖告白》：蕭上晏著。註異文庫（2019）。

亞斯教養

- 《不讓你孤單——破解亞斯伯格症孩子的固著性與社交困難》：王意中著。寶瓶文化（2018）。
- 《200 個亞斯伯格症教養祕訣》（*Parenting a child with Asperger Syndrome*）：布蘭達．柏依德（Brenda Boyd）著，黃美娟譯。健行文化（2019）。
- 《當過動媽遇到亞斯兒，有時還有亞斯爸》：卓惠珠著。寶瓶文化（2020）。
- 《怎麼說，青少年會聽 vs. 如何聽，青少年願意說》（*How to Talk so Teens will Listen and Listen so Teens will talk*）：安戴爾．法伯 &伊蓮．馬茲麗許（Adele Faber, Elaine Mazlish）著，陳莉淋譯。高寶（2020）。

- 《當亞斯人來到地球──與兒童、青少年、成人亞斯溝通的心理書》：林仁廷著。四塊玉文創（2021）。
- 《兒童人際發展活動手冊──以遊戲帶動亞斯伯格症、自閉症、PDD及NLD孩童的社交與情緒成長》（增訂新版）（*Relationship Development Intervention with Young Children*）：史提芬．葛斯丁&瑞雪兒．雪利（Steven E. Gutstenin, Rachelle K. Sheely）著，林嘉倫譯。健行文化（2021）。
- 《不動怒，與亞斯伯格症孩子親近溝通》：王意中。寶瓶文化（2022）。
- 《好痛，但能跟誰說？──陪伴自閉兒、亞斯兒等特殊孩子走出霸凌的傷》：王意中。寶瓶文化（2023）。

心理相關

- 《幸福的魔法──更快樂的101個選擇》（*Choose the Life You Want: 101 Ways to Create Your Own Road to Happiness*）：塔爾．班夏哈（Tal Ben-Shahar, PhD）著，李芳齡譯。天下雜誌（2013）。
- 《卡內基溝通與人際關係──如何贏取友誼與影響他人》（*How to Win Friends & Influence People*）：戴爾．卡內基（Dale Carnegie）著，詹麗茹譯。龍齡出版有限公司（2015）。
- 《第七感──啟動認知自我與感知他人的幸福連結》（*Mindsight: The New Science of Personal Transformation*）：丹尼爾．席格（Daniel J. Siegel）著，李淑珺譯。時報文化（2018）。
- 《身體知道答案》：武志紅著。今周刊（2020）。
- 《地球就是諮商室──超越人類中心主義，邁向生態心理治療》（*Towards an Ecopsychotherapy*）：瑪莉-珍．羅斯特（Mary-Jayne Rust）著，周大為、陳俊霖、劉慧卿譯。心靈工坊（2022）。

生理相關

- 《營養的力量——修復大腦的關鍵元素》（*Nutrient Power: Heal Your Chemistry and Heal Your Brain*）：威廉・威爾許（William J. Walsh）著，蘇聖傑譯。博思智庫（2016）。
- 《大腦營養學全書——減輕發炎、平衡荷爾蒙、優化腸腦連結的抗老化聖經》：張立人著。商周出版（2017）。
- 《大腦需要的幸福食物——有效對抗焦慮、健忘、失眠，提升記憶力與性慾，哈佛醫生親身實證的最強食物》（*This Is Your Brain on Food*）：烏瑪・納多（Uma Naidoo）著，謝慈譯。大是文化（2021）。

運動相關

- 《運動改造大腦——活化憂鬱腦、預防失智腦，IQ和EQ大進步的關鍵》（*Spark: The Revolutionary New Science of Exercise and the Brain*）：約翰・瑞提＆艾瑞克・海格曼（John J. Ratey MD, Eric Hagerman）著，謝維玲譯。野人（2021）。
- 《真正的快樂處方——瑞典國民書！腦科學實證的健康生活提案》（*Hjärnstark: Hur motion och träning stärker din hjärna*）：安德斯・韓森（Anders Hansen）著，張雪瑩譯。究竟（2020）。

馬大元醫師著作

- 《心靈影像的力量——讓你不得不心想事成，而且不必和自己硬拼》，遠流（2015）。
- 《導演症候群——丟掉劇本，從此更快樂》，天下雜誌（2019）。
- 語音課程：《給亞斯的人際關係優化戰略》，大人學（2022）。

國家圖書館預行編目資料

孤獨的勇者：亞斯精神科醫師所寫的「亞斯全解析」／馬大元著. -- 初版. -- 臺北市：寶瓶文化事業股份有限公司, 2023.09
面；　公分. -- (Vision ; 247)
ISBN 978-986-406-377-2(平裝)
1.CST: 亞斯伯格症

415.988　　　　112012841

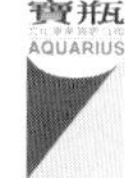

Vision 247

孤獨的勇者

——亞斯精神科醫師所寫的「亞斯全解析」

作者／馬大元（精神科醫師）

發行人／張寶琴
社長兼總編輯／朱亞君
副總編輯／張純玲
資深編輯／丁慧瑋　編輯／林婕伃
美術主編／林慧雯
校對／丁慧瑋・劉素芬・陳佩伶・馬大元
營銷部主任／林歆婕　業務專員／林裕翔　企劃專員／李祉萱
財務／莊玉萍
出版者／寶瓶文化事業股份有限公司
地址／台北市110信義區基隆路一段180號8樓
電話／(02)27494988　傳真／(02)27495072
郵政劃撥／19446403　寶瓶文化事業股份有限公司
印刷廠／世和印製企業有限公司
總經銷／大和書報圖書股份有限公司　電話／(02)89902588
地址／新北市新莊區五工五路2號　傳真／(02)22997900
E-mail／aquarius@udngroup.com

法律顧問／理律法律事務所陳長文律師、蔣大中律師
如有破損或裝訂錯誤，請寄回本公司更換
著作完成日期／二〇二三年六月
初版一刷日期／二〇二三年九月六日
初版三刷日期／二〇二四年五月十七日
ISBN／978-986-406-377-2
定價／四〇〇元

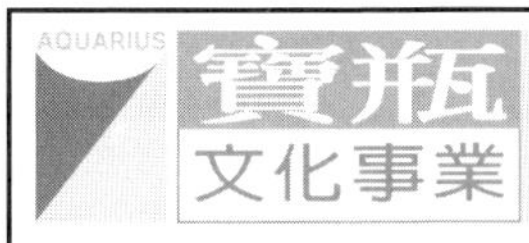

愛書人卡

感謝您熱心的為我們填寫，
對您的意見，我們會認真的加以參考，
希望寶瓶文化推出的每一本書，都能得到您的肯定與永遠的支持。

系列：Vision 247　**書名：孤獨的勇者——亞斯精神科醫師所寫的「亞斯全解析」**

1.姓名：＿＿＿＿＿＿＿＿＿　性別：□男　□女

2.生日：＿＿＿年＿＿＿月＿＿＿日

3.教育程度：□大學以上　□大學　□專科　□高中、高職　□高中職以下

4.職業：＿＿＿＿＿＿＿＿

5.聯絡地址：＿＿＿＿＿＿＿＿＿＿＿＿＿＿＿＿＿＿＿＿＿＿＿＿＿

聯絡電話：＿＿＿＿＿＿＿＿＿　手機：＿＿＿＿＿＿＿＿＿

6.E-mail信箱：＿＿＿＿＿＿＿＿＿＿＿＿＿＿＿＿

□同意　□不同意　免費獲得寶瓶文化叢書訊息

7.購買日期：＿＿＿ 年 ＿＿＿ 月 ＿＿＿日

8.您得知本書的管道：□報紙／雜誌　□電視／電台　□親友介紹　□逛書店　□網路

□傳單／海報　□廣告　□瓶中書電子報　□其他

9.您在哪裡買到本書：□書店，店名＿＿＿＿＿＿　□劃撥　□現場活動　□贈書

□網路購書，網站名稱：＿＿＿＿＿＿＿　□其他＿＿＿＿＿＿

10.對本書的建議：（請填代號　1.滿意　2.尚可　3.再改進，請提供意見）

內容：＿＿＿＿＿＿＿＿＿＿＿＿＿＿

封面：＿＿＿＿＿＿＿＿＿＿＿＿＿＿

編排：＿＿＿＿＿＿＿＿＿＿＿＿＿＿

其他：＿＿＿＿＿＿＿＿＿＿＿＿＿＿

綜合意見：＿＿＿＿＿＿＿＿＿＿＿＿＿＿＿＿＿＿＿＿＿＿＿＿＿＿＿＿＿＿＿＿

11.希望我們未來出版哪一類的書籍：＿＿＿＿＿＿＿＿＿＿＿＿＿＿＿＿＿＿＿

讓文字與書寫的聲音大鳴大放

寶瓶文化事業股份有限公司

（請沿此虛線剪下）

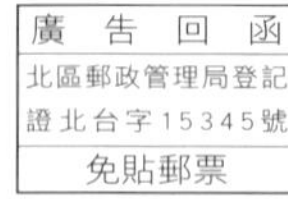

寶瓶文化事業股份有限公司 收

110台北市信義區基隆路一段180號8樓

8F,180 KEELUNG RD.,SEC.1,

TAIPEI.(110)TAIWAN R.O.C.

（請沿虛線對折後寄回，或傳真至02-27495072。謝謝）